EXAMEN

DU

SYSTÈME DE S. HAHNEMANN

LE SPIRITUALISME ET LE MATÉRIALISME

EN MÉDECINE

par le docteur H. STAPPAERTS

> Qui donc chez nous a réfuté par principe les er-
> reurs de la doctrine homœopathique? — Personne.
> (TROUSSEAU ET PIDOUX. Introd. au Trait. Thérap.
> LXXXI.)

LOUVAIN

TYPOGRAPHIE H. VANBIESEM & A. FONTEYN

rue Neuve, 6

EXAMEN DU SYSTÈME DE S. HAHNEMANN

LE SPIRITUALISME ET LE MATÉRIALISME
EN MÉDECINE.

PRÉFACE.

Préface.

—

Ce livre est la reproduction d'un manuscrit que j'ai présenté à l'Académie de médecine de Belgique.

Dans la séance publique du 27 mars 1880, ce corps savant avait eu l'obligeance de nommer une commission composée de trois membres chargés d'examiner le travail que je soumettais à son appréciation.

Dans la séance du 30 Avril 1881, M. Warlomont a lu le rapport de cette commission qui proposait à l'Académie :

1° D'adresser des remercîments à l'auteur.

2° De publier son travail dans le recueil in-8° des mémoires de la Compagnie (1).

Cette dernière proposition a rencontré une vive opposition de la part de plusieurs Académiciens, et finalement elle a été écartée, après deux épreuves douteuses, par 16 voix contre 14 et 2 abstentions.

---

(1) A la demande de la commission, j'avais consenti à supprimer la 1re partie de ce travail, cette partie ayant paru ne se rattacher que d'une façon indirecte au sujet principal de l'ouvrage.

Dans la discussion qui a précédé ce vote, quelques orateurs ont trouvé convenable de lancer des insinuations désobligeantes qui tendaient à dénaturer les motifs de la présentation de mon mémoire ; ces insinuations ont été reproduites dans les comptes rendus erronés communiqués aux journaux politiques, notamment à l'Echo du Parlement (1) ; c'est pourquoi je tiens à faire connaître les raisons qui m'ont engagé à entreprendre cette étude sur l'homœopathie, et à préciser le but que je me proposais en l'adressant à l'Académie de médecine.

Mon but était de provoquer au sein de cette Assemblée, une discussion calme, raisonnée et scientifique sur la valeur de la doctrine et surtout de la pratique homœopathiques. Cette discussion me paraissait et me paraît encore désirable, utile, je dirai même nécessaire ; et j'ai cru qu'elle ne pouvait s'engager nulle part avec plus d'à propos et avec plus de garanties d'impartialité et d'autorité qu'au sein d'une Compagnie instituée spécialement pour s'occuper de toutes les études et recherches qui peuvent contribuer aux progrès des différentes branches de l'art de guérir (2).

Je dis qu'une semblable discussion me paraît désirable et même nécessaire ; voici pourquoi :

1º Il est impossible de le nier, l'homœopathie fait des progrès.

Le nombre des médecins qui suivent les préceptes hahnemanniens augmente, et parmi ces praticiens, il en est plusieurs qui ont fait d'excellentes études et qui ont brillamment conquis leurs diplômes. Or il me semble qu'il n'est pas possi-

(1) Voir l'Echo du Parlement du 4 mai et la lettre que j'ai envoyée à ce journal le 5 mai, lettre qui n'a été insérée que le 9 de ce mois.
(2) Art. 2 des statuts organiq. de l'Académie.

ble d'admettre que ces docteurs qui pouvaient se créer une position distinguée en suivant la voie commune, aient abandonné les enseignements de l'Université pour se livrer, sans conviction, à une pratique que MM. les membres des Facultés traitent assez volontiers de charlatanisme. Je crois plutôt que le discrédit croissant et mérité où tombent les préceptes de Broussais, dont la pratique mitigée est encore prônée par beaucoup de professeurs, explique, jusqu'à un certain point, cette évolution vers une médecine qui proclame qu'il faut éviter de débiliter les malades par la saignée, ou d'exciter la douleur par des révulsifs violents parce que la douleur épuise les forces (1), et qui, par la douceur de ses moyens, est éminemment propre, selon l'expression de MM. Trousseau et Pidoux, à devenir un moyen de régénération pour la thérapeutique (2).

Beaucoup de malades se font soigner par des médecins homœopathes et s'en trouvent bien; c'est un fait qui doit être pris en très sérieuse considération, quelle que soit l'interprétation qu'on veuille lui donner.

2º Lès adversaires même de l'homœopathie rendent hommage aux bienfaits de la pratique homœopathique.

Ainsi, M. le docteur Boëns membre de l'Académie de médecine a fait paraître, dans la Philosophie positive de MM. Littré et Wyrouboff, une étude sur le système de Hahnemann, étude dont les conclusions ont reçu l'approbation du savant et regretté Littré.

(1) Voir Organon de l'art de guérir. Préface 57.
(2) Voir Trousseau et Pidoux. Trait. thérap. Introd. XC.
Hahnemann (1735-1843) était contemporain de Broussais (1772-1838) et il est à remarquer qu'il a combattu la thérapeutique violente du célèbre réformateur français, alors que le prétendu système physiologique régnait despotiquement dans les écoles.

M. Boëns considère l'homœopathie comme la plus grande et la plus insensée des hérésies médicales.

M. Boëns est donc bien certainement un adversaire et même un ennemi du système. Eh bien, M. Boëns convient cependant que l'homœopathie guérit des milliers d'individus rendus à demi-mourants par les pratiques de ce qu'il appelle l'allopathie (1).

Il me semble qu'une pratique médicale qui obtient de semblables résultats mérite mieux que le dédain et des injures, et que l'homme qui a fondé une telle doctrine a quelque droit à l'estime des savants et à la reconnaissance de l'humanité.

3º Dans la séance du Sénat belge du 31 mai 1881, M. le sénateur de Woelmont a raconté que, dans sa commune, des vétérinaires homœopathes ont guéri des chevaux qui présentaient tous les symptômes de la morve — alors que tous les vétérinaires de l'école de Cureghem avaient décidé, à l'unanimité, d'abattre les animaux, ce qui a été confirmé par M. Rolin-Jaequemyns ministre de l'intérieur (2).

Ce fait est important pour les intérêts de la science, car, dans la pratique vétérinaire, on ne peut pas invoquer comme facteur de la guérison, l'influence morale que le médecin exerce sur le malade.

Il est regrettable que MM. les professeurs-médecins et membres de l'Académie qui siégent au Sénat, n'aient pas cru devoir demander que les faits cités par M. de Woelmont fussent contrôlés. Une enquête aurait pu amener des résultats utiles pour la médecine humaine.

Cela eut été désirable encore au point de vue de l'autorité

(1) Voir plus loin l'Introduction.

(2) Voir le compte rendu analytique de la séance du Sénat du 31 mars 1881. p. 44.

et de la dignité du corps professoral. Car ces faits n'ont pas été controuvés, et tels qu'ils ont été rapportés ils mènent à cette conclusion, que l'art des vétérinaires homœopathes l'emporte sur la science de tous les professeurs réunis de l'école de Cureghem; et l'analogie porterait à suspecter, avec assez de raison, la science des professeurs de médecine des Universités.

La dignité professorale pâtit nécessairement de ces conflits entre l'enseignement scolastique et les résultats de la pratique.

3º La loi similia similibus curantur, est justifiée par un grand nombre de médications et en particulier par la méthode irritante substitutive. L'interprétation que donnent MM. Trousseau et Pidoux pour expliquer le mode d'action de ces médicaments, qui agiraient en substituant une maladie à une maladie, est insoutenable en théorie et elle est contraire à l'observation (1).

4º On sait que M. Pasteur a découvert des procédés d'atténuation des virus. Or ce savant a démontré que si l'on inocule, au moyen d'une séringue de Pravaz, des moutons, des chèvres et des vaches avec une certaine quantité du virus affaibli du charbon, ces animaux deviennent réfractaires au même virus très virulent injecté dans leurs tissus, et qu'ils ne contractent plus le charbon, quand on les met en contact avec des animaux atteints de cette maladie. — C'est plus que de l'homœopathie, c'est de l'*Isopathie préventive* (2). Cette découverte montre, une fois de plus, que dans les sciences on ne doit jamais se fier aux apparences et que ce qui est invraisemblable est quelquefois vrai.

(1) Voir 2e part. de cet Examen Chapitre VI.
(2) Ces expériences ont été faites en grand à Pouilly-le-Fort près de Melun, dans une ferme appartenant à M. Rossignol.

La loi de M. Pasteur (1) qu'un virus atténué inoculé, communique une immunité pour le même virus possédant toute son énergie, est au moins aussi singulière que la loi homœopathique, et elle est aussi inexplicable que le *similia similibus*.

Telles sont quelques raisons qui me faisaient désirer une discussion sur la valeur de certains préceptes de Hahnemann; on trouvera d'autres raisons encore développées dans le cours de cet ouvrage.

L'Académie de médecine a jugé, au contraire, qu'elle devait éviter soigneusement toute discussion; je le regrette beaucoup. Je ne pense pas que cette Assemblée eut dérogé le moins du monde en consentant à examiner avec calme et impartialité une doctrine médicale très répandue, dont certains principes sont faux ou exagérés, mais qui a cependant produit des résultats pratiques auxquels ses adversaires les plus décidés sont forcés de rendre hommage. En présence de ces faits, il est puéril de venir prononcer magistralement à l'Académie, que l'homœopathie ne repose sur aucune observation clinique sérieuse, alors que tous les jours on constate le contraire dans la clientèle, alors que c'est en grande partie aux salutaires audaces de l'homœopathie que l'on doit l'abandon de plus en plus marqué de la pratique de Broussais. Nier des faits qui gênent est très facile, c'est une ressource à la portée de toutes les intelligences.

Je termine cette préface par une protestation énergique contre un argument qui a été présenté pour faire repousser

_____

(1) Cette loi n'est encore applicable qu'à un petit nombre de maladies virulentes.

toute discussion sur l'homœopathie. M. Warlomont, dont je regrette de ne pas pouvoir toujours admirer la logique, a adjuré, a supplié l'Académie de ne pas rouvrir une discussion sur l'homœopathie (1), et, à l'appui de sa manière de voir, il a invoqué les paroles prononcées en 1848 par feu M. Vleminckx, à la suite de la dernière et unique discussion qui avait eu lieu sur ce sujet :

Voici ce que disait, il y a 33 ans, M. Vleminckx :

« Qu'il soit bien entendu que l'Académie ne retombera » pas une seconde fois dans la même faute (2). Qu'il soit bien » entendu qu'à l'occasion de n'importe quel fait, de n'im- » porte quelle cure, de n'importe quelle histoire, de n'im- » porte quelle réclame, de n'importe quel article de journal, » si insultant et si agressif fût-il, on ne se laissera plus aller » à rouvrir une semblable discussion qui a menacé l'Académie » d'un sérieux discrédit. » (3).

Ce singulier argument a obtenu l'approbation formelle de M. le président Thiry et de M. Crocq, et il n'a été critiqué par personne.

Comment! il ne faut pas s'occuper des progrès que fait l'homœopathie dans la pratique médicale? Il ne faut tenir aucun compte des guérisons qu'obtiennent les homœopathes dans leur clientèle? Il ne faut pas s'occuper des milliers de guérisons de malades voués à une mort certaine, guérisons observées par M. Boëns? Il ne faut pas s'occuper des faits

(1) Voir le Bulletin de l'Acad. de médec. de Belgique. An. 1881. 3e série tom. XV N° 4 pag. 373.
(2) La faute consistait, d'après M. Vleminckx, à avoir toléré une discussion sur l'homœopathie.
(3) Bullet. Acad. médec. Belg. An. 1881. 3e série tom. XV N° 4 pag. 373.

rapportés au Sénat par M. de Woelmont, faits qui, je le ré-
pète, n'ont pas été controuvés? Il ne faut pas s'occuper de
tout cela, parce que M. Vleminckx l'a défendu en 1848!

Comment! les paroles d'un ancien président de l'Académie
se traduiraient par un *non possumus scientifique!*

Mais c'est vouloir faire de la médecine un dogme et de
l'Académie un synode ou un concile chargé de régler les
articles de la foi médicale, et qui examinera les idées et les
faits au point de vue de leur orthodoxie!

Comment est-il possible de dire sérieusement que des faits
observés de 1870 à 1881 ne méritent aucune attention, ni
aucun crédit parce que cela a été jugé ainsi en 1848? La Vérité
ne redoute pas si fort le libre examen et la controverse au
grand jour ; elle ne fuit pas devant l'erreur.

Il est bien certain que l'Académie de médecine de Belgique
est menacée d'un sérieux discrédit, en se laissant guider par
un respect aussi exagéré des décisions prises il y a plus de 30
ans ou des opinions exprimées à cette époque, car avec de
pareilles entraves, le progrès scientifique est impossible.

Depuis 1848, toutes les sciences ont progressé, et en médecine, il faut oser le dire, le progrès a surtout consisté à
démontrer que les doctrines académiques et l'enseignement
des écoles étaient erronés.

Il y a 33 ans, l'inflammation dominait la pathologie; la
saignée était présentée comme un anti-phlogistique, on enseignait même le moyen de juguler ou de faire avorter les
inflammations par des saignées pratiquées coup sur coup; et
on a préparé ainsi une génération, qui, par l'appauvrissement
originel de sa constitution, offre un terrain favorable au
développement des désordres nerveux et des maladies dystro-
phiques, telles que la chlorose, la scrofule et la tuberculose.

Actuellement, M. le professeur Jaccoud convient que la saignée n'est pas plus un anti-phlogistique que ne le sont les toniques, les stimulants, les reconstituants ou les anti-spasmodiques, et que la pneumonie ne peut pas être jugulée, pas plus que la variole ou la rougeole (1).

Il y a 33 ans, le magnétisme animal passait pour une jonglerie indigne d'occuper l'attention d'un, homme sérieux; et de nos jours, la plupart des faits du magnétisme animal ont été confirmés expérimentalement, sous le nom d'hypnotisme, par des hommes d'une science et d'une probité incontestables et incontestées. — Faut-il dédaigner ces phénomènes parce qu'ils ont été autrefois méconnus?

L'Académie de médecine de Belgique ambitionnerait-elle en 1881, le triste rôle des Facultés de médecine du XVIIe siècle qui condamnèrent solennellement l'emploi de l'émétique et du quinquina, et qui ne craignirent pas de demander au Parlement de Paris un arrêt de proscription contre ces médicaments, tant prônés par les Facultés actuelles.

En 1807, la Faculté de Vienne repoussa avec dédain le laryngoscope présenté par Bozzini et retarda de cinquante ans, au dire de M. Fauvel, une découverte humanitaire que Nélaton qnalifia plus tard de véritable conquête de la chirurgie moderne (2).

Ces exemples auraient dû apprendre au moins à ne pas juger des faits par des sentences; c'est par des actes aussi arbitraires que les corps savants compromettent leur autorité et leur dignité.

A défaut d'Académie, j'offre ce mémoire aux méditations et

(1) Voir plus loin 2e part. Chap. II.
(2) Fauvel. Historiq. de la laryngoscopie p. 3.

à la discussion du public médical. J'espère rencontrer dans ce milieu plus large, moins de prévention et par conséquent plus de raison et plus d'équité; je fais appel à tous les médecins qui ont assez d'élévation dans les idées et dans le cœur, pour mettre l'intérêt de la science, qui se confond avec celui de l'humanité, au-dessus des préoccupations de rivalité professionnelle.

Louvain, 12 Octobre 1881.

Dr H. STAPPAERTS.

INTRODUCTION.

> Qui donc chez nous a réfuté par prin-
> cipe les erreurs de la doctrine homœopa-
> thique? Personne. On ne s'est attaqué
> qu'aux faits qu'elle avance. Et comment?
> Toujours par le raisonnement. Le bon
> sens n'indiquait-il pas, au contraire, de
> réserver ce moyen pour le système, d'op-
> poser doctrine à doctrine, et de juger
> les faits par des faits? (*Trousseau et Pi-*
> *doux. Introd. au Trait. Thérap. pag.*
> *LXXXI*).

Il est une règle de justice, dont il n'est jamais permis de
s'écarter, c'est celle : De ne pas condamner quelqu'un, sans
avoir examiné avec soin toutes les pièces de son procès.

Cette règle n'a-t-elle pas été violée à l'égard du fondateur
de l'homœopathie? Je crois qu'oui. En effet, beaucoup de
médecins condamnent Hahnemann, et lui contestent toute
autorité scientifique ; quelques-uns même ne se font pas faute
de flétrir son caractère, en le traitant de rêveur, de cerveau
malade, de charlatan, d'imposteur ; et cependant, de l'aveu de
MM. Trousseau et Pidoux, très compétents en cette matière, personne n'a réfuté par principe les erreurs de l'homœopathie.

Je ne suis pas un disciple de Hahnemann, et je n'ai pas le dessein de me faire le défenseur de son système ; je veux simplement combler la lacune indiquée par MM. Trousseau et Pidoux ; je veux examiner et discuter les principes de Hahnemann, pour condamner ce que je crois devoir l'être, mais aussi pour rendre justice au savant, quand ses principes ou les faits qu'il invoque, me paraissent conformes à la réalité.

Il y a à considérer dans l'œuvre de Hahnemann le système même, système qui fait de l'homœopathie une doctrine médicale à part, complète, absolue, et qui isole les homœopathes dans leur profession de sectateurs du maître allemand. Ce système est insoutenable. Le vitalisme psychique qui en est la base, déjà fortement ébranlé par les observations et les expériences de Lavoisier, Dulong et Despretz, Fabre et Silbermann etc., sur la cause de la chaleur animale, a reçu un coup mortel par la découverte du docteur J. Mayer (de Heilbronn), confirmée par les expériences de Hirn, du Boys-Reymond, Helmholtz etc., sur l'origine et la nature du mouvement chez les animaux. Cette découverte, précédée de celle, faite en physique, de l'équivalent mécanique de la chaleur, a démontré une relation indéniable entre les Forces physiques et les Actes vitaux.

Mais si l'on étudie l'homœopathie, non plus comme un système complet, vrai ou faux, mais seulement comme une tentative de réforme dans la Médecine, alors on y découvre, mêlés à de nombreuses erreurs, un certain nombre d'idées, de théories et de faits, qui, dépouillés de leur expression psychologique, méritent d'être examinés sérieusement par les savants.

L'homœopathie a été conçue surtout, du point de vue de la thérapeutique ; elle doit être envisagée comme une déclaration de guerre à la suprématie arbitraire de la mécanique, de la physique et de la chimie, dans le domaine de la médecine pratique, et comme une revendication énergique des droits légitimes de la biologie (1).

Dès les premières pages de l'Organon de l'art de guérir, dans la préface et dans l'introduction de cet ouvrage, Hahnemann énonce deux principes, qu'il rappelle fréquemment, et sur lesquels je désire fixer spécialement l'attention. Les voici :

La plupart des maladies sont d'origine et de nature dynamiques, c'est-à-dire vitales.

L'action des médicaments est une action dynamique.

Immédiatement après, il parle de la nécessité de n'administrer les médicaments qu'à des doses faibles et rares, et il s'élève avec force contre l'usage des doses massives (2).

Ces trois propositions ont entre elles, une corrélation étroite; elles expriment l'idée mère qui a guidé Hahnemann dans l'accomplissement de la réforme qu'il méditait. Je vais entrer, à leur sujet, dans quelques détails.

Le célèbre médecin T. Bordeu professait que chaque organe est pourvu d'un sentiment particulier, que chaque organe a une vie propre; il douait même le sang d'un principe d'action, le sang est vivant. (Broussais. Hist. de l'irritation 19).

La doctrine de Bordeu résume, encore aujourd'hui, ce que nous connaissons de la vie; elle énonce simplement ce qu'enseigne l'observation; elle a le mérite de laisser la voie libre à tous les progrès, parce qu'elle n'exprime qu'un fait, sans chercher à expliquer sa cause ou sa nature, qu'il ne nous est pas encore possible de connaître.

Tous les organes ont leur vie propre, c'est ce que l'observation permet d'affirmer; en quoi consiste cette vie et comment diffère-t-elle de l'action des corps inorganiques? C'est ce que la physiologie permet encore de définir.

(I) C'est le dégoût qu'il éprouvait pour la pathologie et la thérapeutique grossières de l'humorisme, de la chimiatrie et de l'organicisme, qui porta Hahnemann à tenter une réforme de la médecine (Voir : Organon, Préface et Introduct. et aussi Trousseau et Pidoux. Tr. thérap. Introd. LXXVII).

(2) Voir Organon. Préface 57 et Introduction 79 etc.

Les cellules, les organes et les êtres vivants diffèrent des corps inorganiques par la forme de leurs éléments constituants ; par leur mode de naissance, de développement, d'entretien (nutrition), de reproduction ; et par la manière dont ils agissent sur les milieux ambiants, ou au contact d'autres corps vivants ou inertes. Quant à la vie propre de chaque organe, elle consiste dans le mode particulier d'être et d'agir de cet organe, c'est-à-dire dans sa constitution physique et chimique, dans sa structure anatomique et dans ses fonctions.

Tous les tissus, toutes les cellules vivantes ont une manière spéciale d'agir au contact des excitants normaux (sang. humeurs, air) ou étrangers (électricité, médicaments, etc.) Les cellules du foie, par exemple, ont leur vie propre, elles agissent sur le sang autrement que les corpuscules des reins, de la rate ou que les vésicules pulmonaires ; et réciproquement le sang ou un autre excitant, agit d'une manière différente sur chaque organe. L'air qui est un excitant normal pour le poumon, devient agent morbifique pour d'autres organes.

L'étude de la vie normale et morbide des différents tissus, est l'objet de l'anatomie et de la physiologie normales et pathologiques.

Pourquoi les organes vivants agissent-ils autrement que les corps inorganiques ? quelle règle préside à leur action ? ou de quelle propriété dépend cette action ? Ici commence l'inconnu.

On ne peut pas dire autre chose, si ce n'est que ce mode spécial d'action est une propriété vivante ou dynamique. Tous ceux qui ont eu la prétention de connaître la nature de cette propriété, ou qui ont voulu définir la cause des phénomènes, ont fait œuvre d'imagination, et ils ne sont parvenus qu'à substituer une hypothèse gratuite à une inconnue. Newton a découvert la loi du mouvement inorganique, la physiologie attend encore un Newton.

La doctrine de Bordeu, qui peut se résumer dans le principe de la vie propre des organes, exprime donc, sans commentaires, un fait réel ; elle a servi de base aux théories de F. Glisson (1) et de Cullen. Ce dernier savant enseignait aussi que les médicaments n'agissent pas directement ni spécifiquement sur les entités morbides, mais qu'ils agissent dynamiquement (2) et par impression, c'est-à-dire que les moyens thérapeutiques quels qu'ils soient, ne font que modifier les propriétés vitales (Broussais. Hist. de l'irritation 36).

Broussais s'attribuait le mérite d'avoir résolu, par un mot, le problème de la cause des phénomènes vitaux, problème dont Bordeu avait abandonné la solution aux progrès futurs des sciences expérimentales; hélas! le grand réformateur français a bien plus défiguré et rétréci, l'idée large de la vie propre des organes, qu'il ne l'a perfectionnée. Broussais ne voyait dans les tissus que la propriété uniforme de réagir au contact des excitants, il ne s'élevait pas jusqu'à la notion du mode spécial de réaction de chaque tissu. Dans son système l'irritabilité est la vie même, elle n'est susceptible, dans les divers organes, que d'une modification en plus ou en moins, elle ne peut varier que d'intensité; en dehors du degré, le mode d'action n'est plus rien.

Broussais croyait sincèrement avoir fondé une médecine physiologique; en réalité, son système pathologique et sa thérapeutique sont bien plus mécaniques et physiques que physiologiques. L'irritabilité, telle qu'il la définit, n'est pas même une propriété exclusivement propre à la matière vivante. L'irritabilité physiologique (excitabilité) consiste, dit Broussais, dans la faculté que les tissus possèdent de se mouvoir par le contact d'un corps étranger. (De l'Irritation en général 3).

Mais cette faculté appartient aussi à la matière inorganique; si l'on met en contact un alcali avec un acide, les atomes des deux corps agissent pour entrer en combinaison et former un composé salin. Tous les mouvements du monde inorganique

___

(1) Glisson attribuait à la fibre animale une force particulière, l'irritabilité, dont les facteurs étaient la perception et l'appétit (Broussais. Hist. de l'irritation 22).

(2) Le mot dynamique est employé comme synonyme de vital par les physiologistes.

sont déterminés par le contact, ou par l'influence réciproque que les corps exercent les uns sur les autres.

Ce n'est pas la faculté d'agir, mais la manière spéciale d'agir ou de réagir qui constitue un phénomène vital.

Dans un autre passage de l'ouvrage intitulé : Principes de la doctrine physiologique, l'auteur spécifie l'irritabilité par le mot de contractilité; et pour donner à cette dernière, le caractère d'un attribut commun à toutes les formes de la matière vivante, à la fibrine, à la gélatine et à l'albumine, il fait consister la contractilité en une condensation ou un raccourcissement de la fibre ou du tissu. (Princ. de la doctr. physiolog. 65-70). Mais tous les corps inorganiques se condensent, se raccourcissent par le froid ou par la compression, et se dilatent par la chaleur.

La thérapeutique de Broussais est d'une simplicité extrême. Il n'est pas nécessaire, pour la connaître, d'étudier soigneusement les modifications spéciales que les médicaments font éprouver aux fonctions des divers organes; il suffit de savoir si les substances usitées sont irritantes ou non. Une liste des divers remèdes rangés dans l'ordre de leur énergie, comprenant d'un coté les irritants et de l'autre les antiphlogistiques et les émollients, remplace les volumineux traités de Matière médicale. Si avec une semblable liste, on a des notions exactes de posologie, on se trouve en possession de moyens curatifs d'une précision presque mathématique (1). Et de fait le traitement, dans le prétendu système physiologique, consiste le plus souvent, à remplir mécaniquement une indication physique : diminuer l'irritation en soustrayant l'irritant par la saignée.

Broussais n'a pas su résister aux séductions de l'ontologie,

(1) Un des plus célèbres disciples de Broussais a, en effet, dressé des formules réglant le nombre et l'abondance des saignées dans les inflammations. — Lynch avait de même formulé en chiffres le traitement de Brown. Aidé de la table de Lynch, disent MM. Trousseau et Pidoux, on fait le diagnostic et la thérapeutique comme avec la table de Pythagore une multiplication. (Introd. Trait. thérap. XIX).

qu'il a combattue toute sa vie ; car en définitive, il se préoccupe presque toujours de la nature de la maladie, de l'entité irritation, et fort peu du malade.

Par une bizarre contradiction, Hahnemann qui est franchement ontologiste dans sa théorie, l'est beaucoup moins que Broussais dans sa pratique ; il ne l'est même peut-être réellement qu'en un point, c'est dans l'influence considérable qu'il attribue à ses procédés de dynamisation, sur l'énergie d'action des médicaments.

Hahnemann a mieux compris et mieux développé la pensée de Bordeu, que ne l'a fait Broussais ; malheureusement, il l'a défigurée en un autre sens. Bordeu considérait les propriétés vitales comme étant inhérentes aux tissus vivants ; le réformateur allemand, imbu des principes du Kanto-platonisme, place entre les tissus et leur action une entité immatérielle, une force vitale qui devient la cause des phénomènes de la vie. Cette séparation arbitraire entre les organes et leurs fonctions, donne à certaines propositions de Hahnemann un caractère étrange et même extravagant. Mais si l'on débarasse l'homœopathie du jargon de l'ontologie ; si l'on substitue à la force vitale, imaginée par Hahnemann, le mot et l'idée de propriétés vitales inhérentes aux tissus, alors l'homœopathie change de face et elle apparaît comme le développement systématique, et à mon avis exagéré, de la doctrine de Bordeu et de Glisson sur la maladie, et de celle de Cullen sur le mode d'action des médicaments. C'est ce qu'il est facile de démontrer.

Les maladies sont d'origine et de nature dynamiques, dit Hahnemann ; elles consistent en une aberration ou une perturbation de l'action vitale normale des tissus.

L'action des médicaments est dynamique, c'est-à-dire qu'ils agissent en provoquant un changement dans le mode d'action des tissus malades (1).

Bordeu et Cullen ne diraient pas autrement.

----

(1) Voir mon Exposition abrégée de la doctrine homœopathique.

Hahnemann donne ensuite, comme une sorte de corollaire de ces propositions, le précepte de n'administrer les médicaments qu'à des doses faibles. Cette déduction me paraît logique. En effet, si l'on se propose dans une médication, de modifier directement la constitution physique ou la composition chimique des tissus ou des humeurs, de la même manière qu'on chercherait à neutraliser dans un mortier un acide par une base, il est évident que la quantité du remède à administrer devra être en rapport avec la quantité de substance à modifier, et avec l'intensité du changement à obtenir ; mais si l'on cherche à provoquer, par le contact du médicament, une réaction modificatrice dans la vie, dans le mode d'action des solides ou des liquides de l'économie, alors il est plus rationnel d'avoir recours à de petites doses de médicaments. Car la physiologie enseigne que toutes les actions nutritives et sécrétoires normales sont lentes et insensibles ; elles n'ont jamais le caractère d'une action violente, perturbatrice, donnant lieu à des sensations ou à des mouvements perçus. En administrant de fortes doses, on s'expose à exciter des réactions violentes, contraires au mode de procéder de la nature, on court même le risque de provoquer des phénomènes de désorganisation ; c'est ainsi que l'abus des purgatifs et de l'alcool amène la destruction des glandes de l'estomac et de l'intestin. L'emploi des fortes doses répond à une indication humorale ou chimiatrique, les petites doses sont en rapport avec la notion de vie propre des organes qu'enseignaient Bordeu et Cullen.

Mais Hahnemann n'a-t-il pas été trop loin dans la voie de l'atténuation des doses ? Son esprit vivement frappé par les résultats heureux qu'il a dû obtenir, en donnant des doses petites comparativement à celles administrées par les humoristes, son esprit ne l'a-t-il pas entraîné au delà des limites de la possibilité d'action des médicaments ? Les remèdes homœopathiques peuvent-ils exercer encore une action quelconque sur l'économie ?

C'est avant tout, une question de faits ; car Hahnemann affirme, de la manière la plus positive. que ses remèdes agissent, et il donne en preuve ses pathogénésies ; il invite les médecins à contrôler les faits qu'il a observés, il leur indique les modes de préparation et d'administration à suivre, et les précautions à prendre pour constater l'action des médicaments dynamisés (1).

Hahnemann affirme donc des faits, avec preuves à l'appui ; or des faits ne peuvent être infirmés que par d'autres faits contraires, et MM. Trousseau et Pidoux, qui certes ne peuvent être suspects de partialité pour Hahnemann, conviennent que les expériences tentées jusqu'à ce jour, ne permettent pas de résoudre la question (2).

Si l'on examine, d'une manière générale, la possibilité d'action d'infiniment petites quantités de matière, la question doit être résolue affirmativement sans aucun doute, car cette action est prouvée par de nombreux exemples ; en voici quelques uns tirés de la physique et de la physiologie :

1º La source des forces physiques et chimiques réside dans des mouvements d'atomes et de molécules (3). Les physiciens modernes admettent, en effet, que les fluides impondérables des anciens, la lumière, la chaleur et l'électricité, sont formés de particules matérielles infiniment petites, impondérables, animées d'une vitesse de déplacement très grande. La vitesse de ces particules, leur permet de produire des effets mécaniques comparables à ceux de masses volumineuses, animées d'une vitesse moindre. La foudre produit des effets mécaniques aussi intenses que ceux des plus forts boulets de canon.

2º M. Becquerel a trouvé que l'oxydation du poids d'hydrogène qui entre dans un milligramme d'eau, dégage suffisamment d'électricité pour charger *vingt mille fois* une surface métallique d'un mètre de superficie, à un tel degré, que les étincelles éclatent à un centimètre de distance. Ce résultat a été confirmé par MM. Faraday, Pelletier et Buff. (Ganot, Tr. Physiq. 699).

(1) Voir mon Exposit. abrégée de la doctrine homœopathique.
(2) Trait. thérap. Introd. LXXIII et XCI.
(3) A. Wurtz. Théorie atomiq. 222.

Or il est prouvé qu'il y a une très grande analogie, entre le fluide nerveux et l'électricité. M. du Boys-Reymond, s'appuyant sur ses expériences personnelles, admet même que le fluide nerveux n'est que le fluide électrique modifié (1). C'est aussi l'opinion de M. Hirn. Si cette assimilation est fondée, ne faudrait-il pas conclure des résultats constatés par M. Becquerel, que certaines actions chimiques portant sur des quantités extrêmement petites de matière, venant à s'effectuer dans le corps de l'homme, pourraient, en agissant sur la force électro-tonique des nerfs, développer des phénomènes nerveux d'une intensité effrayante.

3° La strychnine est un violent poison. Or MM. Crum, Brown et Fraser ont constaté qu'il suffit d'ajouter à la strychnine, une molécule d'un corps peu actif, comme le méthyle, par exemple, pour dénaturer complétement son action et restreindre considérablement son énergie. Tandis qu'une dose de strychnine inférieure à un milligramme en injection sous-cutanée, peut déterminer des convulsions au bout de quelques minutes et la mort au bout de deux heures, il faut, pour produire un effet analogue, injecter 1 gram. 28 centigr. d'iodure de méthyle-strychnium, contenant 90 centigrammes de strychnine (2).

Cette différence d'action a été constatée aussi entre la conicine et l'éthyle ou le méthyle-conicinium (3).

4° Toutes les causes réelles des maladies transmissibles, infectieuses, contagieuses et virulentes appartiennent au monde des infiniment petits; pourquoi donc serait-il interdit, au nom du sens commun, d'imiter la nature et de chercher à modifier artificiellement la vie des organes, par des agents extrêmement petits? (4)

---

(1) Voir Hirn. Théor. mécaniq. de la chaleur. 34 — 38 — 95 — 148.
(2) Trouss. Pid. Trait thérap. tom. II pag. 11 et 12.
(3) Trous. Pid. Trait. thérap. tom. II pag. 290.
(4) Hahnemann et, après lui, Trousseau et Pidoux assimilent les médicaments aux causes des maladies naturelles,

5° Je signalerai encore les faits observés par M. Gies, dans ses expériences sur l'action de l'arsenic (1).

Enfin, je ferai remarquer, que les faits affirmés par Hahnemann ne sont pas plus extraordinaires que les effets, aujourd'hui confirmés, du burquisme et de l'hypnotisme.

Quelle que soit la solution qui intervienne relativement à l'action des préparations homœopathiques, on ne saurait contester à Hahnemann le mérite d'avoir indiqué, par sa posologie, la voie qui doit ramener la thérapeutique au respect de ce principe, si éminemment scientifique et rationnel, de chercher à agir vitalement sur un organe vivant.

Le jour où l'homœopathie sera examinée avec calme et impartialité, non pas comme système complet, mais comme l'essai d'une réforme médicale, on conviendra, je pense, que Hahnemann a contribué, plus que tout autre médecin depuis Bordeu et Cullen, à affranchir la thérapeutique de la domination abusive de la physique et de la chimie en la rattachant à la science biologique, et en lui assignant une place à coté de la physiologie et de la pathogénésie naturelles.

La notion, qui domine toute la thérapeutique homœopathique, d'une action vitale des remèdes a conduit Hahnemann à énoncer, le premier, cette vérité, reconnue depuis par MM. Trousseau et Pidoux (2), que c'est par l'action pathogénétique dont ils sont doués, que les médicaments modifient les maladies et qu'ils peuvent les guérir ; et en vertu de ce principe, il s'est attaché à rechercher avec soin, les changements que les médicaments produisent dans les diverses fonctions de l'homme à l'état de santé. Par ses travaux d'expérimentation pure des médicaments, il est devenu le fondateur d'une Matière médicale, qui s'élevant au-dessus de la chimie, de la botanique et de la pharmacologie, constitue une science nouvelle, que MM. Trousseau et Pidoux appellent

(1) Voir le chapitre où je traite spécialement de la dynamisation.
(2) Trait. thérap. Préface III.

la pathologie expérimentale (1), et qu'il me paraît plus exact de nommer la pathogénésie expérimentale. Cette science a pour objet d'étudier l'action vitale des médicaments, c'est-à-dire les modifications que les diverses substances, usitées comme remèdes, impriment à la vie normale des divers tissus.

Avant Hahnemann, on s'était borné à rechercher empiriquement la vertu curative des médicaments ou à étudier leur action toxique ; on n'avait pas expérimenté méthodiquement les médicaments, envisagés comme agents morbifiques assimilables à ceux qui engendrent les maladies naturelles (2).

Matthiole, Vicat, Haller, Murray et Bayle ont bien publié des observations sur l'action physiologique de quelques substances, mais ces observations, qui ne concernent qu'un nombre restreint de médicaments, se rapportent en général à des cas d'empoisonnement ou bien elles relatent les résultats d'expériences faites sur les animaux (3). Aucun de ces auteurs n'a fait des expériences régulières et suivies sur l'homme ; c'est à Hahnemann que revient l'honneur d'avoir érigé l'expérimentation sur l'homme sain en méthode régulière et d'en avoir fait la base de la thérapeuthique (4).

---

(1) Trait. thérap. Préface III.

(2) Cette assimilation des médicaments aux causes des maladies naturelles est admise par MM. Trousseau et Pidoux — Trait. thérap. tom II p. 1104.,

(3) Tous les traités de Matière médicale parvenus jusqu'à nous ne sont guère remplis que par l'histoire physique, chimique, pharmacologique et naturelle des médicaments, suivie de l'indication pure et simple des maladies où on les emploie et des doses auxquelles on les administre (Trous-Pid. Trait. Thérap. Introd. CIX et préface 1).

(4) C'est en 1805 que Hahnemann a publié, en deux petits volumes, ses premières découvertes sur les propriétés positives des médicaments, observés chez l'homme sain.

En 1811, il publia le 1er volume de la Matière médicale pure, dont le 6e et dernier ne parut qu'en 1821

La 1ere édition de l'Organon de l'art de guérir parut en 1810 (Organ- Vie et travaux de S. Hahnemann par le docteur Simon. page 21).

La 1ere édition du Traité de thérapeuthique de MM. Trousseau et Pidoux

La raison en est que personne, avant lui, n'avait cherché à découvrir un rapport entre l'action physiologique et l'action thérapeutique des médicaments. L'expérimentation pure est, en effet, la conséquence obligée de la loi de similitude.

La loi *similia similibus curantur*, invoquée quelquefois par Hippocrate, Paracelse, Stoerck et Stahl (1), généralisée par Hahnemann, a trouvé une confirmation évidente dans les résultats obtenus par M. Bretonneau, dans le traitement des phlegmasies des muqueuses par les irritants; elle se vérifie encore dans le traitement d'autres inflammations, dans celui de beaucoup d'affections cutanées, dans le traitement des fièvres par la méthode de Tood et dans celui de certaines névroses et de certaines hémorrhagies, puisqu'on traite avec succès des métrorrhagies par l'opium, la sabine et la rue (2).

Il est un autre principe de l'homœopathie, que je veux signaler dans cette introduction pour bien faire comprendre l'esprit de la doctrine, c'est celui de l'individualisation absolue des maladies.

Toute maladie est rigoureusement individuelle (3). Par ce principe, Hahnemann rejette de la pathologie toutes les entités morbides, et expulse de la thérapeutique toutes les médications spécifiques de maladies (4).

Appelé près d'un malade, le médecin ne doit pas chercher

a paru de 1836 à 1838, et ce n'est que dans la 3ᵉ édition, parue en 1847, que ces auteurs ont essayé de déterminer quelques unes des lois de cette grande observation (action pathogénétique des médicaments, pathologie artificielle). Voir Traité thérapeutique. Préface III.

(1) Voir Organon 158. Commentaires 568 et Teste 27.

(2) Je cite dans mon travail, de nombreux exemples d'application de la loi de similitude. Je réfute aussi l'interprétation donnée par MM. Trousseau et Pidoux relativement au mode d'action des irritants substitutifs.

(3) Organon. Introd. 65-102-111.

(4) MM. Trousseau et Pidoux reprochent à Hahnemann d'être un chercheur de spécifiques à priori; c'est, de la part de ces savants, une erreur complète que j'ai réfutée dans cet ouvrage.

à diagnostiquer si le sujet est atteint d'une pneumonie, d'une pleurésie ou d'une fièvre typhoïde. Mais il doit rechercher avec le plus grand soin tous les troubles fonctionnels, tous les changements quelconques survenus dans la santé. Hahnemann veut que le médecin écrive tous les renseignements recueillis, qui constituent ainsi le tableau de l'état morbide de l'individu ; cet état n'a nul besoin d'être désigné par un nom abstrait. Il faut ensuite que le médecin recherche, à l'aide de la connaissance des propriétés pathogénétiques de tous les médicaments, quel est, parmi ceux-ci, celui qui est susceptible de provoquer chez l'homme sain, les symptômes les plus analogues à ceux que présente la personne qui réclame ses soins. C'est ce remède qui convient le mieux au malade : similia similibus curantur.

On saisira mieux maintenant le singulier contraste que j'ai déjà indiqué entre la pratique de Broussais et celle de Hahnemann.

Broussais le plus grand ennemi de l'ontologisme médical, Broussais fougueux partisan du vitalisme organique, finit par ne traiter que l'entité morbide irritation, modifiée en plus ou en moins.

Hahnemann, ontologiste pur dans sa théorie, base toute sa pratique sur l'observation et l'expérimentation.

1o Observation, étude minutieuse du malade pour acquérir le tableau de sa maladie.

2o Connaissance parfaite de la pathogénésie expérimentale, c'est-à-dire des modifications diverses, que les médicaments peuvent imprimer à la vie normale des tissus.

3o Les deux termes précédents du problème médical, sont reliés entre eux par la loi de similitude. Or cette loi n'est pas une idée théorique, elle est une déduction de l'observation clinique.

Je dois encore appeler l'attention sur la doctrine, professée par Hahnemann, de l'origine miasmatique ou infectieuse de presque toutes les maladies aiguës et de toutes les maladies chroniques. Cette doctrine sert de base à la classification des maladies dans l'homœopathie; elle est, en quelque sorte, la préfiguration de la théorie de l'infection parasitaire ou zymotique de M. Pasteur.

Depuis Hahnemann, l'infection de l'économie par un poison ou par un germe morbide a été admise, dans beaucoup de maladies, par les nosographes les plus modernes, bien que, le plus souvent, la nature même du poison n'ait pu encore être spécifiée. C'est ainsi que M. Jaccoud, dans son Traité de pathologie interne, range dans une classe à part toutes les maladies généralisées, qui par la constance de leurs symptômes principaux, se montrent comme des effets d'une cause qui reste toujours identique à elle-même, bien que cette cause soit souvent inconnue. Ce sont les maladies infectieuses ou zymotiques, les dyscrasies toxiques et les dystrophies constitutionnelles. Beaucoup de ces maladies étaient rangées, par les nosographes antérieurs, parmi les fièvres, les inflammations ou les affections cutanées (fièvres éruptives, grippe, fièvres jaune et paludéenne, suette miliaire, fièvre typhoïde, erysipèle etc.), ou bien elles etaient placées dans une classe de maladies que l'on attribuait à une altération primitive du sang (chlorose, scorbut, scrofulose etc.), ou bien elles étaient considérées comme maladies locales (1).

Il est probable que la notion d'une infection de l'économie comme cause première des maladies, est destinée à prendre dans la pathologie, une place plus considérable encore, de façon à justifier en grande partie la théorie étiologique de Hahnemann.

En effet l'analyse des faits cliniques permet d'affirmer, que la cause réelle de beaucoup de maladies aigües, même de celles qui ne sont pas transmissibles, est inhérente à la constitution même de l'individu.

Tous les jours, on voit des personnes contracter une pneumonie, une pleurésie ou une angine, à la suite de l'impression du froid humide ou à la suite du contact d'un courant

(1) Voir le Cours de pathologie interne de M. Andral.

d'air froid, tandis que d'autres individus qui ont été soumis aux mêmes influences atmosphériques délétères, n'en éprouvent aucun dérangement dans leur santé : Ces faits ne doivent-ils pas faire admettre que le froid et l'humidité n'ont joué, chez les personnes atteintes, d'autre rôle que celui d'un accident, qui a déterminé l'explosion d'une maladie, dont la cause réelle, dont le germe infectait leur économie? Le traitement ne devrait-il pas être dirigé d'après cette vue?

Quant à l'origine infectieuse des maladies chroniques, elle me paraît très probable, surtout pour celles qui se transmettent par voie d'hérédité.

Je viens d'indiquer quelques principes de l'homœopathie, qui doivent attirer l'attention des médecins, et qu'il serait injuste de condamner, avant de les avoir discutés sérieusement; je vais passer maintenant au chapitre de ce que je considère comme des erreurs, des exagérations ou des inconséquences.

L'erreur fondamentale de Hahnemann est la forme systématique sous laquelle il a conçu et présenté sa doctrine.

Une méthode est indispensable pour constituer une science; sans méthode, la médecine consisterait dans la connaissance de tous les faits particuliers observés depuis Hippocrate jusqu'à nos jours. Mais la seule méthode qui convienne aux sciences biologiques, est basée sur l'observation, l'expérimentation des faits et sur leur analyse qui permettra, peut-être un jour, de s'élever jusqu'à la connaissance des lois générales qui régissent les êtres vivants.

Dans l'état actuel de nos connaissances physiologiques, tout système médical crée une synthèse artificielle qui porte en elle le germe de sa destruction future, car elle ne peut subsister un certain temps qu'à la faveur d'hypothèses, de généralisations intempestives, d'affirmations et de négations sans preuves. Tous ces défauts se retrouvent dans l'œuvre de Hahnemann. Son système est un vitalisme psychologique; tout est spirituel dans ce système, qui tend à faire de la physiologie une branche de la métaphysique.

Ce qui donne la vie à un corps organisé, est une force

spirituelle, distincte et jusqu'à un certain point indépendante de l'organisme, puisque c'est cette force qui subit l'influence des causes morbides et que dans les maladies, c'est elle qui est malade.

Les causes morbifiques sont toujours immatérielles.

Les médicaments sont imprégnés d'une force spirituelle, distincte et indépendante de la matière qui lui sert de véhicule.

Dans l'état de maladie et dans l'acte de la médication, il y a un combat entre la force spirituelle vitale et les forces immatérielles morbifiques et médicamenteuses. Dans cette lutte d'êtres spirituels, l'organisme matériel et les matières médicamenteuses et morbides restent spectateurs impassibles. Ce spiritualisme outré a conduit Hahnemann aux plus grandes erreurs.

C'est ainsi qu'il nie, d'une manière absolue, la matérialité des causes morbides. Or il est certain, qu'on ne produira jamais la syphilis ou la vaccine, sans virus syphilitique ou vaccinal.

C'est ainsi qu'il nie l'absorption des médicaments, absorption démontrée indubitablement pour un grand nombre d'entre eux, et qu'il exagère beaucoup le danger de la pénétration, dans les veines ou dans les tissus, de substances étrangères à l'organisme. C'est ainsi encore qu'il exagère certainement l'effet de ses procédés de dynamisation.

D'après Hahnemann, la partie active du médicament est immatérielle, distincte de la matière physique et chimique, et en état d'antagonisme avec celle-ci; elle est plus ou moins latente et se développe surtout par des procédés, qui ont pour effet de détruire autant que possible la matière; elle se montre d'autant plus énergique que la matière est davantage anéantie.

Le médicament homœopathique, à chaque trituration et à chaque dilution, acquiert un nouveau degré de puissance par la secousse qu'on lui imprime (*Hahnemann. Organ.* § 280. *Note*).

Or, il est tout-à-fait contraire à l'observation de prétendre, d'une manière absolue, que l'énergie d'action des substances médicamenteuses sur l'économie, augmente avec la raréfaction de la matière. Car il faudrait admettre que 50 centigrammes de la 30ᵉ dilution de la strychnine, par exemple, pourraient agir avec autant d'énergie que 50 centigrammes de strychnine pure. Je ne pense pas qu'aucun homœopathe voudrait, dans une expérience comparative, essayer sur sa personne l'effet de la dose massive.

D'un autre coté, il est évident qu'il y a un rapport entre la constitution chimique d'une substance et son action vitale. Toutes les propriétés d'un corps sont solidaires entre elles ; si l'on change la composition chimique d'un remède, on modifie son action vitale. Les différences constatées entre les effets de la strychnine et ceux du méthyle strychnium, le prouvent d'une manière irréfutable.

Une des plus flagrantes contradictions de Hahnemann est celle-ci :

« La vieille médecine, dit le fondateur de l'homœopathie,
» se vante d'être la seule qui mérite le titre de rationnelle,
» parce qu'elle est la seule, dit-elle, qui s'attache à recher-
» cher et à écarter la cause des maladies. Tolle causam !
» s'écrie-t-elle sans cesse ; mais elle s'en tient à cette vaine
» clameur. Elle se figure pouvoir trouver la cause de la mala-
» die, mais ne la trouve point en réalité, parce qu'on ne peut
» ni la connaître ni par conséquent la rencontrer. (Organ. In-
» trod. p. 63)».

Il critique longuement les médecins assez insensés pour chercher à guérir en obéissant à des indications causales ; et après cela, Hahnemann prend lui-même l'Etiologie comme base de sa Nosologie, et de l'indication thérapeutique commune, dans les affections dépendant d'un même miasme.

Ainsi Hahnemann, systématique et absolu, donne largement prise à la critique ; mais est-il juste de ne pas lui tenir compte des idées neuves et saines qu'il a exposées ?

N'est-il pas plus scientifique, plus digne et plus généreux, tout en condamnant l'erreur, de rechercher dans une œuvre ce qu'il peut y avoir d'utile et de vrai ?

Dans le chaos où se débat la Thérapeutique (1), le devoir du médecin n'est-il pas d'accueillir, d'examiner et de discuter toutes les tentatives faites, pour aboutir à une réforme que chacun désire?

Boerbaave, Brown, Broussais, Rasori et d'autres ont fondé des systèmes. Tous ces systèmes ont été discutés, expérimentés, et tous sont tombés; mais les noms de leurs auteurs sont restés honorés des savants.

Pourquoi donc lancer une sorte d'excommunication majeure sur le seul Hahnemann? Sa thérapeutique est, en tout cas, incapable d'entraîner les résultats parfois désastreux du du système aveuglément spoliateur de Broussais.

La Médecine serait-elle devenue dogmatique?

A ceux qui ne veulent voir dans l'homœopathie que les erreurs et les exagérations du système, à ceux qui croient avoir réfuté Hahnemann en lui vouant un mépris fort commode, je poserai le dilemme suivant :

Il y a des médecins homœopathes qui ont une grande clientèle; il faut bien, de quelque manière que cela se fasse, qu'ils obtiennent des succès chez leurs malades, il faut que ceux-ci se trouvent bien de leurs soins, cela est évident. Or ces succès ne peuvent s'expliquer que de deux manières :

Ou bien il faut admettre que les préparations homœopathiques sont actives, ce que les contempteurs de Hahnemann ne veulent pas reconnaître.

Ou bien les guérisons obtenues doivent être attribuées à la Nature, aidée de l'influence morale qu'exerce le médecin sur son malade, et des prescriptions hygiéniques et diététiques. L'homœopathie serait une expectation déguisée.

Eh bien, cette dernière interprétation imposerait encore l'obligation d'expérimenter les préparations de Hahnemann,

---

(1) La Médecine actuelle est un chaos, disent MM. Trousseau et Pidoux. Tr. thérap. Introd. XI et LXXXVIII.

car dans ce cas, la probité médicale commanderait aux médecins de ne pas administrer à hautes doses, des drogues qui
par cela même qu'elles sont inutiles, ne peuvent être que nuisibles,

Dans un article qui a paru, sous le titre de Allopathie et
Homœopathie, dans le numéro 4 (Janvier-Février 1879) de la
Philosophie positive, Revue dirigée par M.M. E. Littré et
G. Wyrouboff, M. le docteur H. Boëns, appréciant le système de Hahnemann, aboutit à cette conclusion, que l'homœopathie est la plus grande et la plus insensée des hérésies
médicales (1); M. Littré a accepté, dit l'auteur de l'article, la
responsabilité de cette opinion (2).

M. Boëns triomphe facilement du mysticisme et des exagérations qui vicient l'œuvre de Hahnemann ; mais il est moins
heureux quand il cherche à établir que tout est absurde, faux,
puéril ou insensé dans l'homœopathie, et il fournit lui-même
la preuve du contraire.

« Gardons-nous d'user sans nécessité impérieuse de nos
» agents les plus actifs, et par conséquent les plus dangereux,
» dit M. le docteur Boëns. Qui ne serait effrayé de la légèreté
» avec laquelle on dispense depuis quelques années, sous les
» formes anodines de granules et de perles, les poisons les
» plus énergiques aussi bien que les drogues les plus insigni-
» fiantes, pour traiter les maladies les plus simples, les plus
» faciles à guérir par un ensemble bien conçu de soins hy-
» giéniques et de précautions familiales?
» Les teintures d'iode, de colchique et de noix vomique,
» l'arsenic, les alcaloïdes de toute nature, les sels d'argent et
» de mercure, les produits divers du goudron, sont en ce mo-
» ment prodigués, un peu partout, de toutes mains et parfois

(1) La Philosophie positive, pag. 133.
(2) Compte-rendu de la séance du 26 Juillet 1879, de l'Acad. de médec.
de Belgique, publ. ds Journal de Soc. des sc. médic. de Bruxelles. Août
1879, pag. 184.

» sans raison et sans discernement, ici sur la foi d'un journal,
» là sur des renseignements incomplets de la part des mala-
» des, à *des milliers d'individus que l'homœopathie ramasse*
» *à demi-morts* par défaut de nutrition, et *guérit au nez des*
» *allopathes*, rien qu'en supprimant ces remèdes intempestifs
» et en les remplaçant par des médicaments illusoires doublés
» d'un sage régime diététique (1).

Voilà un témoignage, à coup sûr non suspect, de services
éminents rendus à la science et à l'humanité par Hahnemann,
et en même temps, une critique bien amère de la Médecine
que M. Boëns persite à nommer, je ne sais trop pourquoi,
l'Allopathie.

Dans le travail que je présente, j'ai fait une excursion assez
longue dans le domaine de la physique et de la chimie, en
voici la raison : je veux combattre, dans la première partie de
cet examen de l'homœopathie, l'existence d'une force vitale
distincte des organes, considérée par Hahnemann et par les
ontologistes, comme la cause des phénomènes de la vie. Or,
le pivot de l'ontologie est dans les forces, dit Broussais (2), et
cela est vrai. Si l'on admet en physique, la dualité matière et
force, il faut, pour être conséquent, admettre en physiologie,
l'existence d'une force ou tout au moins d'un principe vital
dans les êtres vivants ; et réciproquement si l'on considère le
mouvement inorganique comme un attribut de la matière, on
est amené à considérer les actes vitaux comme une manifestation de la matière organisée.

(1) Art. de M. Boëns dans la Philosophie positive. p. 143.
(2) Broussais de l'Irritation préface LXXV.

Pour ruiner l'ontologisme médical, il ne suffit donc pas de le combattre sur le terrain de la physiologie, il faut aller l'attaquer dans son berceau, il faut le déraciner à son origine, c'est-à-dire en physique et en chimie.

J'ai fait précéder mon travail, d'une exposition abrégée de la doctrine homœopathique. cela m'a paru juste : Quand on instruit un procès, il est nécessaire de mettre sous les yeux des juges tous les documents de la cause. Un autre motif m'a décidé encore à faire ce résumé : l'Organon de l'art de guérir est un livre assez diffus; Hahnemann manque d'ordre et de méthode dans l'exposition de sa doctrine; il revient fréquemment aux mêmes idées, il les développe plusieurs fois, et souvent avec une abondance d'élocution qui nuit beaucoup à la clarté, quelquefois aussi il se contredit; en un mot il n'est pas toujours facile de saisir exactement la pensée de Hahnemann, et de suivre l'enchaînement de ses idées. Ces défauts du livre, sont peut-être pour quelque chose, dans les jugements si singulièrement contradictoires qui ont été formulés sur l'homœopathie.

Je me suis efforcé, dans mon résumé, de mettre plus d'ordre dans l'exposition de la doctrine, j'ai supprimé les redites inutiles et les développements oiseux.

LISTE DES OUVRAGES

à consulter et auxquels se rapportent les renvois indiqués dans ce travail.

S. HAHNEMANN. Exposition de la doctrine médicale homœopathique. ou Organon de l'art de guérir, traduit de l'allemand sur la dernière édition, par le docteur A. J. L. Jourdan, 5e édition, augmentée de commentaires et d'une notice sur la vie, les travaux et la doctrine de l'auteur, par le Dr Léon Simon père. Paris 1873.

A. TESTE. Systématisation pratique de la Mat. médicale homœopathique. Paris 1853.

G. JAHR. Nouveau manuel de médecine homœopathique. 4 vol. 7e édit. Paris 1862.

G. JAHR ET CATELLAN FRÈRES. Nouvelle Pharmacopée homœopathique. Paris 1862.

P. JOUSSET. Leçons de clinique médicale professées à l'hôpital homœopathique Saint-Jacques. Paris 1877.

A. GANOT. Traité élémentaire de Physique. 17e édit. Paris 1876.

J. TYNDALL. La Matière et la Force. Conférences traduites en français et suivies d'une dissertation par l'abbé Moigno. 2e édit. Paris 1873.

A. WURTZ. La théorie des atomes dans la conception générale du monde. Discours d'inauguration de la 3e session de l'Association française pour l'avancement des sciences. Paris 1875.

A. WURTZ. La théorie atomique. Paris 1869.

J. R. MAYER (de Heilbronn). Mémoire sur le mouvement organique, dans ses rapports avec la nutrition, traduit de l'allemand et suivi d'une note par L. Pérard. Paris 1872.

G. HIRN. Théorie mécanique de la chaleur. Conséquences philosophiques et métaphysiques de la thermodynamique. Paris 1868.

G. HIRN. Exposition analytique et expérimentale de la théorie mécanique de la chaleur. Paris 1875-1876.

X. BICHAT. Recherches physiologiques sur la vie et la mort. 5e édit. revue et augmentée de notes pour la deuxième fois par F. Magendie.

F. MAGENDIE. Précis élément. de Physiologie humaine.

F. BROUSSAIS. De l'irritation et de la folie. Paris 1839.

J. BÉCLARD. Trait. élément. de Physiologie humaine.

A. TROUSSEAU ET H. PIDOUX. Traité de Thérapeutique et de Matière médicale, 9e édition, avec la collaboration de C. Paul. Paris 1875-1877.

S. JACCOUD. Trait. de pathologie interne. 5e édit. Paris 1877.

D. CAUVET. Cours élémentaire de Botanique. Paris 1879.

P. GERVAIS. Eléments de Zoologie. Paris 1877.

C. MALAISE. Manuel de Minéralogie pratique. Mons 1873.

EXPOSITION ABRÉGÉE

DE LA

DOCTRINE HOMŒOPATHIQUE

D'APRÈS

L'ORGANON DE L'ART DE GUÉRIR

par S. HAHNEMANN.

La force vitale anime virtuellement le corps de l'homme. (Org. préf. p. 56.)

Organon § 10. L'organisme matériel, supposé sans force vitale, ne peut ni sentir, ni agir, ni rien faire pour sa propre conservation (1). C'est à l'être immatériel seul, qui l'anime dans l'état de santé et de maladie, qu'il doit le sentiment et l'accomplissement de ses fonctions vitales.

§ 11. Quand l'homme tombe malade, cette force immatérielle, active par elle-même et partout présente dans le corps, est au premier abord la seule qui ressente l'influence dynamique de l'agent hostile à la vie. Elle seule, après avoir été

---

(1) Il est mort, et dès lors soumis uniquement à la puissance du monde physique extérieur, il tombe en putréfaction, et se résout en ses éléments chimiques. (Hahn).

désaccordée par cette perception, peut procurer à l'organisme les sensations désagréables qu'il éprouve, et le pousser aux actes insolites que nous appelons maladies. Etant invisible par elle-même, et reconnaissable seulement par les effets qu'elle produit dans le corps, cette force n'exprime et ne peut exprimer son désaccord que par une manifestation anormale, dans la manière de sentir et d'agir, de la portion de l'organisme accessible aux sens de l'observateur et du médecin.

Introd. p. 75. Les maladies (non chirurgicales (1)) sont des aberrations dynamiques que notre vie spirituelle éprouve dans sa manière de sentir et d'agir, c'est-à-dire des changements immatériels dans notre manière d'être.

§ 31. *Note.* Les maladies ne sont pas des changements mécaniques ou chimiques de la substance matérielle du corps, elles ne dépendent pas d'un principe morbifique matériel, elles sont uniquement des altérations dynamiques de la vie.

§ 12. Il n'y a que la force vitale désaccordée qui produise les maladies. Les phénomènes morbides accessibles à nos sens expriment donc en même temps tout le changement interne, c'est-à-dire la totalité du désaccord de la puissance intérieure. Ils mettent la maladie toute entière en évidence.

§ 14. De tous les changements morbides invisibles qui surviennent dans l'intérieur du corps, il n'en est aucun que des signes et des symptômes ne fassent reconnaître à l'observateur attentif.

§ 185, 186, 187, 190, 191, 205. Hahnemann n'admet comme maladies locales, (il entend par là les changements et les souffrances qui surviennent aux parties extérieures du corps) que celles occasionnées par une cause externe traumatique. Tous les autres maux qui surviennent aux parties extérieures du corps, sans avoir pour cause une violence extérieure, ont leur source dans une affection intérieure.

Tout véritable traitement de ces maladies, doit avoir pour but, l'anéantissement et la guérison, par des remèdes internes, du mal général dont l'organisme entier souffre. La maladie

(1) Org. p. 244. Note 2.

interne guérie, le mal local disparaît sans qu'il soit nécessaire d'employer aucun remède extérieur. (tumeurs cancéreuses et autres, kystes, fistules, ulcère, gale, chancre, fics, etc.)

Les causes des maladies sont immatérielles.

§ 16. Notre force vitale étant une puissance dynamique, l'influence nuisible sur l'organisme sain des agents hostiles qui viennent du dehors troubler l'harmonie du jeu de la vie, ne saurait donc l'affecter que d'une manière purement dynamique.

Introd. p. 75, 76, 77. Les causes de nos maladies ne sau-raient être matérielles, puisque la moindre substance maté-rielle étrangère, quelque douce qu'elle nous paraisse, qu'on introduit dans les vaisseaux sanguins est repoussée tout-à-coup comme un poison par la force vitale, ou, si elle ne peut l'être, occasionne la mort.

En note. L'injection d'un peu d'eau pure, l'introduction de l'air atmosphérique dans les veines, ont causé la mort. Que le plus petit corps étranger vienne à s'insinuer dans nos parties sensibles, le principe de la vie qui est répandu partout dans notre intérieur, n'a pas de repos jusqu'à ce qu'il ait procuré l'expulsion de ce corps par la douleur, la fièvre, la suppuration ou la gangrène. Et dans une maladie de peau datant d'une vingtaine d'années, ce principe vital, dont l'acti-vité est infatigable, souffrirait avec patience pendant vingt ans dans nos humeurs, un principe exanthématique maté-riel, un virus dartreux, scrofuleux ou goutteux! Quel noso-logiste a jamais vu aucun de ces principes morbifiques, dont il parle avec tant d'assurance, et sur lesquels il prétend con-struire un plan de conduite médicale? Qui jamais mettra sous les yeux de personne un principe goutteux, un virus scrofuleux?

Lors même que l'application d'une substance matérielle à la peau, ou son introduction dans une plaie, a propagé des maladies par infection, qui pourrait prouver que, comme on l'affirme si souvent dans nos pathogénésies, la moindre parcelle matérielle de cette substance pénètre dans nos humeurs ou se trouve absorbée? On a beau se laver les parties génitales avec le plus grand soin et le plus promptement possible, cette précaution ne garantit pas de la maladie chancreuse vénérienne. Il suffit d'un faible souffle qui s'échappe d'un homme atteint de la variole, pour produire cette redoutable maladie chez l'enfant bien portant.

Combien en poids doit-il pénétrer ainsi de ce principe matériel dans les humeurs pour produire, dans le premier cas, une maladie (la syphilis) qui, à défaut de traitement, durera jusqu'au terme le plus réculé de la vie, ne s'éteindra qu'à la mort, et, dans le second, une affection (la variole) qui fait souvent périr avec rapidité au milieu d'une suppuration presque générale? Est-il possible d'admettre, dans ces deux circonstances et autres analogues, un principe morbifique matériel qui ait passé dans le sang?

On a vu souvent des lettres écrites dans la chambre d'un malade, communiquer la même maladie miasmatique à celui qui les lisait. Peut-on songer alors à quelque chose de matériel qui pénètre dans les humeurs? Mais à quoi bon toutes ces preuves? Combien de fois n'a-t-on pas vu des propos offensants occasionner une fièvre bilieuse qui mettait la vie en danger, une indiscrète prophétie causer la mort à l'époque prédite, et une surprise agréable ou désagréable suspendre subitement le cours de la vie? Où est alors le principe morbifique matériel qui s'est glissé en substance dans le corps, qui a produit la maladie, qui l'entretient, et sans l'expulsion matérielle duquel, par des médicaments, toute cure radicale serait impossible?

Introd. p. 79. A l'exception des maladies provoquées par l'introduction de substances tout-à-fait indigestes ou nuisibles dans les organes digestifs ou autres viscères creux, par la pénétration de corps étrangers à travers la peau etc., il n'en existe aucune qui ait pour cause un principe matériel; toutes au contraire, sont uniquement et toujours le résultat spécial d'une altération virtuelle et dynamique de la santé.

Introd. p. 98. La force vitale qui dirige la vie de la manière la plus parfaite pendant la santé, n'a point été créée pour se porter secours à elle-même dans les maladies.

Introd. p 86. La nature de l'homme abandonnée à elle-même, ne peut se sauver des maladies aiguës que par la destruction et le sacrifice d'une partie de l'organisme même, et si la mort ne s'ensuit pas, l'harmonie de la vie et de la santé ne peut se rétablir que d'une manière lente et incomplète,

Introd. p. 98. Lorsque la force vitale instinctive, automatique et incapable de raisonnement, a été entraînée par la maladie à des actions anormales, la vraie médecine sait, au moyen d'un médicament homœopathique, lui imprimer une modification morbide analogue, mais un peu plus forte, de manière que la maladie naturelle ne puisse plus influer sur elle, qu'elle en soit débarrassée, et qu'après la disparition, qui ne se fait pas attendre longtemps, de la nouvelle maladie provoquée par le médicament, la force vitale revienne aux conditions de l'état normal.

§ 72, 73 *Divisions des maladies :* Elles se divisent en :

Maladies aiguës, caractérisées par la rapidité de leur marche: elles sont sporadiques, miasmatiques ou épidémiques.

Maladies chroniques, elle proviennent de l'infection par un miasme chronique. Ce sont : (§ 78, 79, 80).

La syphilis. Elle décèle l'affection interne spécifique par des chancres et le bubon.

La sycose. Elle manifeste l'affection interne par des excroissances à la peau en forme de chou-fleur (le fic).

La psore. L'affection chronique interne se révèle par l'éruption cutanée de la gale ; elle est la cause fondamentale du plus grand nombre de maladies chroniques.

§ 74. A la classe des maladies chroniques se rattachent les maladies médicinales causées par les traitements allopathiques. Ce sont les plus fâcheuses et les plus incurables de toutes les maladies chroniques.

DES MÉDICAMENTS.

Leur action est dynamique.

§ 16. Notre force vitale étant une puissance dynamique, les agents morbifiques qui viennent troubler l'harmonie du jeu de la vie, ne sauraient l'affecter que d'une manière purement dynamique. Le médecin ne peut donc non plus remédier à ces désaccords (les maladies) qu'en faisant agir sur elle, des substances douées de forces modificatrices également dynamiques ou virtuelles, dont elle perçoit l'impression à l'aide de la sensibilité nerveuse présente partout. Ainsi, les médicaments ne peuvent rétablir et ne rétablissent réellement la santé et l'harmonie de la vie, qu'en agissant dynamiquement sur elle.

§ 20. Une force immatérielle cachée dans l'essence intime des médicaments, leur donne la faculté de modifier l'état du corps humain, et par cela même de guérir les maladies.

§ 17. La guérison qui succède à l'anéantissement de tout l'ensemble des signes et accidents perceptibles de la maladie, ayant en même temps pour résultat la disparition du changement intérieur sur lequel cette dernière se fonde, il est clair d'après cela, que le médecin n'a qu'à enlever la somme des symptômes, pour faire simultanément disparaître le changement intérieur du corps, et cesser le désaccord morbide de la force vitale, c'est-à-dire pour anéantir la maladie.

§ 21. L'essence curative des médicaments n'étant point reconnaissable par elle-même, ce que personne ne sera tenté de contester, et les expériences pures ne pouvant rien nous faire apercevoir qui soit capable de les rendre médicaments ou moyens curatifs, sinon cette faculté de produire des changements manifestes dans l'état général de l'économie, et surtout de rendre malade l'homme bien portant, nous devons conclure de là que, quand les médicaments agissent comme moyens curatifs, ils ne peuvent également exercer leur vertu que par cette faculté qu'ils possèdent, de modifier l'état général de l'économie en faisant naître des symptômes spécifiques.

Par conséquent, il faut s'en tenir uniquement aux accidents morbides que les médicaments provoquent dans le corps sain, comme à la seule manifestation possible de la vertu curative dont ils jouissent, si l'on veut apprendre, à l'égard de chacun d'eux, quelles maladies il a la puissance d'engendrer, ce qui est dire quelles maladies il a la puissance de guérir.

§ 22. Comme on ne découvre dans les maladies, autre chose qu'il faille leur enlever pour les convertir en santé, que l'ensemble de leurs signes et symptômes; comme on n'aperçoit non plus dans les médicaments rien autre chose de curatif que leur faculté de produire des symptômes morbides chez des hommes bien portants, et d'en faire disparaître chez les malades, il suit de là, que les médicaments ne prennent le caractère de remèdes, et ne deviennent capables d'anéantir des maladies, qu'en excitant certains accidents et symptômes, une certaine maladie artificielle qui détruit les symptômes déjà existants, c'est-à-dire la maladie naturelle qu'on veut guérir. Il s'ensuit aussi que, pour anéantir la totalité des symptômes d'une maladie, il faut chercher un médicament qui ait de la tendance à produire des symptômes semblables ou contraires, suivant qu'on a appris par l'expérience, que la manière la plus certaine et la plus durable d'enlever les symptômes de la maladie et de rétablir la santé, est d'opposer à ces derniers des symptômes médicinaux semblables ou contraires.

Il y a encore une troisième méthode d'employer les médicaments contre les maladies, c'est la méthode allopathique, dans laquelle on administre des remèdes produisant des symptômes qui n'ont aucun rapport direct avec l'état du malade, n'étant ni semblables, ni opposés, ni sbsolument hétérogènes. Cette méthode est une imitation grossière et nuisible des efforts imparfaits, qu'une impulsion aveugle et purement instinctive pousse la force vitale, troublée par quelque fâcheuse influence, à tenter pour se sauver à tout prix en excitant et entretenant une maladie dans l'organisme; car l'aveugle force vitale n'a été créée que pour entretenir l'harmonie dans l'organisme, tant que dure la santé, et, une fois désaccordée dans les maladies, elle peut être encore ramenée à l'état normal par un médecin intelligent pratiquant l'homœopathie. Abandonnée à elle seule, elle ne peut se guérir ; elle a même si peu de puissance naturelle curative qu'une fois désaccordée, les changements qu'elle amène dans l'organisme sont les symptômes et la maladie elle-même.

§ 23. Or, toutes les expériences pures, tous les essais faits avec soin, nous apprennent que des symptômes morbides continus, loin de pouvoir être effacés et anéantis par des symptômes médicinaux opposés, reparaissent au contraire, plus intenses qu'ils n'avaient jamais été et aggravés d'une manière bien manifeste, après avoir semblé pendant quelque temps se calmer.

§ 59. Dans ce paragraphe Hahnemann cite à l'appui de ce qui précède les faits suivants :

Pour dissiper une tendance habituelle à s'assoupir, on donne le café, dont l'effet primitif est de tenir éveillé, mais dès que cette action est épuisée, la propension au sommeil reparaît plus forte qu'auparavant. L'opium administré contre l'insomnie, procure, en vertu de son action primitive, un sommeil d'engourdissement et de stupeur, mais l'insomnie n'en devient que plus opiniâtre les nuits suivantes. On combat les diarrhées chroniques par l'opium, dont l'effet primitif est de resserrer le corps, mais le cours du ventre, après avoir été suspendu quelque temps, reparaît plus fâcheux que par le passé. L'opium en engourdissant la sensibilité, calme momentanément les douleurs névralgiques, mais les douleurs ne manquent jamais de se renouveler avec plus de violence, ou bien elles sont remplacées par un autre mal beaucoup plus fâcheux. L'opium calme momentanément la toux, mais elle renaît bientôt plus fatigante que jamais. Les cantharides réveillent momentanément les contractions de la vessie, mais celle-ci n'en devient que moins irritable, moins susceptible de se contracter et elle est à la veille de tomber en paralysie.

La constipation opiniâtre est vaincue par les purgatifs à haute dose, mais ce traitement a pour effet secondaire de rendre le ventre encore plus resserré. Le vin administré pour faire disparaître une faiblesse chronique, stimule pendant la durée de son effet primitif, mais la réaction qui s'ensuit a toujours pour résultat de réduire encore d'avantage les forces. Les amers, les épices excitent l'estomac durant leur action primitive, mais leur effet secondaire est d'accroître encore l'inaction du viscère gastrique. La chaleur et le froid sont suivis d'une réaction en sens contraire de leur effet primitif. L'électricité et le galvanisme excitent la contraction musculaire, mais l'effet secondaire, la réaction qui suit, amène l'anéantissement absolu de toute irritabilité musculaire et une paralysie complète. La saignée fait cesser l'afflux habituel du sang vers la tête, mais il résulte toujours de son emploi que le sang se porte en plus grande abondance aux parties supérieures.

En un mot les médicaments antipathiques ont souvent pour effet secondaire d'accroître le mal.

§ 25. Le seul infaillible oracle de l'art de guérir, l'expérience pure nous apprend, dans tous les essais faits avec soin, que le médicament qui, en agissant sur des hommes bien portants, a pu produire le plus de symptômes semblables à ceux de la maladie dont on se propose le traitement, est celui qui convient pour la guérir; elle nous apprend que tous les médicaments guérissent les maladies dont les symptômes se rapprochent le plus possible des leurs, et que, parmi ces dernières, il n'en est aucune qui ne leur cède.

§ 26. Ce phénomène repose sur la loi naturelle de l'homœopathie, qu'une affection dynamique, dans l'organisme vivant, est éteinte d'une manière durable par une plus forte, lorsque celle-ci, *sans être de même espèce qu'elle* (1), lui ressemble beaucoup quant à la manière dont elle se manifeste.

C'est aussi de cette manière qu'on traite les maux physiques et les affections morales.

(1) C'est ce qui distingue l'homœopathie de la méthode per idem. œqualia œqualibus, l'Isopathie de M. Lux, qui consiste à traiter une maladie par le même miasme qui l'a produite.

Avec quoi est-on dans l'usage de calmer les nerfs olfactifs offensés par des odeurs désagréables? avec du tabac qui affecte le nez d'une manière semblable, mais plus forte. Ce n'est ni avec de la musique ni avec des sucreries, qu'on pourrait guérir le dégoût de l'odorat, parce que ces objets sont relatifs aux nerfs d'autres sens. De même la tristesse et les regrets s'éteignent dans l'âme à la nouvelle, fût-elle même fausse, d'un chagrin plus vif survenu à une autre personne. etc. etc.

§ 27. La puissance curative des médicaments est donc fondée sur la propriété qu'ils ont de faire naître des symptômes semblables à ceux de la maladie, et qui surpassent en force ces derniers.

§ 34. Avant tout il faut, pour qu'une guérison s'éffectue, qu'il y ait la plus grande similitude possible entre la maladie qu'on traite et celle que le médicament a l'aptitude de susciter dans le corps humain. La nature elle-même ne peut guérir une maladie déjà existante en y ajoutant une nouvelle maladie dissemblable.

§ 35, 36, 38. Marche de la nature quand deux maladies naturelles dissemblables se rencontrent ensemble chez un même sujet:

Si les deux maladies dissemblables qui viennent à se rencontrer chez l'homme ont une force égale, ou si la plus ancienne est plus forte que l'autre, la maladie nouvelle sera repoussée du corps par celle qui existait avant elle, et ne pourra s'y établir. Ainsi un homme déjà tourmenté d'une affection chronique grave, ne ressentira pas les atteintes d'une épidémie modérée. Suivant Larrey la peste du Levant n'éclate pas dans les lieux où règne le scorbut, et les personnes qui portent des dartres n'en sont point non plus infectées. etc.

Si la maladie nouvelle qui ne ressemble point à l'ancienne, est plus forte que cette dernière, elle la suspend jusqu'à ce qu'elle-même ait achevé son cours, mais alors l'ancienne reparaît.

Tulpius nous apprend que deux enfants ayant contracté la teigne, cessèrent d'éprouver des accès d'épilepsie, mais ces accès revinrent après la disparition de l'exanthème.

Schœpf a vu la gale s'éteindre à la manifestation du scorbut et renaître après la guérison de cette dernière maladie.

Un violent typhus a suspendu les progrès d'une phtisie pulmonaire, qui reprit sa marche aussitôt après la cessation de l'affection typheuse (Chevalier). La manie qui se déclare chez un phtisique efface la phtisie avec tous ses symptômes, mais la maladie du poumon renaît si l'aliénation mentale vient à cesser (Reil). Quand la variole se déclare dans le cours d'une rougeole, ordinairement celle-ci est suspendue et ne reprend son cours qu'après la guérison de la variole. On a vu aussi la variole inoculée être arrêtée dans son cours par une rougeole, après la desquammation de laquelle, elle se ranima pour parcourir ensuite ses périodes (Manget, Hunter).

On a vu la vaccine être suspendu au 8e jour par une scarlatine et son auréole rouge s'effacer, jusqu'à ce que celle-ci eût terminé son cours, moment auquel elle reprit le sien et l'acheva régulièrement (Jenner). On a vu une vaccine être arrêtée au 8e jour par une rougeole, après la desquammation de la quelle, elle reprit et acheva sa marche (Kortum).

Hahnemann a vu une angine parotidienne disparaître aussitôt après l'éruption de la vaccine, et reparaître aussitôt après l'évolution de celle-ci.

Il en est ainsi de toutes les maladies dissemblables ; la plus forte suspend la plus faible, à moins qu'elles ne se compliquent ensemble, ce qui arrive rarement aux affetions aiguës ; mais jamais elles ne se guérissent l'une l'autre.

§ 39 De même les moyens allopathiques violents ne font que créer une maladie artificiele non semblable à la maladie primitive, qui réduit bien celle-ci au silence et la suspend pendant tout le temps de sa propre durée, mais la maladie primitive reparaît, dès que la diminution des forces du malade ne permet plus de continuer à saper le principe de la vie, par les vives attaques de l'allopathie. Ainsi les purgatifs énergiques peuvent faire disparaître une affection de la peau, mais celle-ci reparaît bientôt dès qu'on se verra obligé de suspendre les purgatifs. Les exutoires, les ulcérations artificielles ne guérissent pas les affections chroniques. Cependant comme

l'irritation causée par plusieurs cautères est souvent un mal
supérieur, quoique dissemblable à l'état morbide primitif, il
lui arrive parfois de réduire ce mal pour quelques semaines
au silence ; mais elle ne fait que le suspendre pour très peu de
temps, et encore en épuisant par degrés le malade. Une épilepsie qui avait été supprimée pendant nombre d'années par
des cautères, reparaissait constamment, et plus violente que
jamais, quand on cherchait à supprimer l'exutoire, comme
l'attestent Pechlin et d'autres.

§ 40. Il peut arriver aussi que la nouvelle maladie, après
avoir agi longtemps sur l'organisme, finisse par s'allier à l'ancienne affection, malgré le défaut de similitude entre elles, et
que de là résulte une maladie compliquée. Ainsi un vénérien
peut devenir encore galeux et réciproquement. Ces deux maladies étant dissemblables, ne sauraient s'anéantir l'une l'autre.

En cas de concurrence de deux maladies aiguës contagieuses qui n'ont point de ressemblance ensemble, par exemple
de la variole et de la rougeole, ordinairement l'une suspend
l'autre.

Cependant on a vu quelquefois, deux maladies aiguës dissemblables envahir simultanément un seul et même corps, et
se compliquer l'une l'autre pendant un certain temps. Cela a
été observé, dans certaines épidémies de variole et de rougeole. Zencker a vu la vaccine suivre son cours régulier con-
jointement avec la rougeole et avec la fièvre miliaire pour-
prée, et Jenner a vu la vaccine parcourir ses périodes pendant
un traitement mercuriel dirigé contre la syphilis.

§ 41. On a vu coexister la syphilis avec l'infection mercurielle, quand le mercure a été administré à doses trop élevées,
parce qu'indépendamment des symptômes analogues à ceux
de la maladie vénérienne, qui lui permettent de guérir homœopathiquement cette dernière, le mercure en produit encore beaucoup d'autres qui ne ressemblent pas à ceux de la
syphilis.

§ 42. Mais ces complications n'ont lieu qu'à l'égard des
maladies dissemblables qui, d'après les lois éternelles de la

nature, ne peuvent ni s'anéantir, ni s'effacer, ni se guérir réciproquement.

§ 43. Le résultat est tout autre quand deux maladies semblables viennent à se rencontrer dans l'organisme.

§ 44. Deux maladies qui se ressemblent ne peuvent ni se repousser mutuellement, ni se suspendre l'une l'autre en sorte que l'ancienne reparaisse après l'épuisement de la nouvelle, ni exister à coté l'une de l'autre chez le même sujet, et former une maladie double ou compliquée.

§ 45. Non, deux maladies qui diffèrent bien l'une de l'autre quant au genre, mais qui se ressemblent beaucoup à l'égard de leurs manifestations et de leurs effets, c'est-à-dire des symptômes et souffrances qu'elles déterminent, s'anéantissent toujours mutuellement dès qu'elles viennent à se rencontrer dans un même organisme. La cause de ce phénomène est facile à concevoir. La maladie plus forte qui survient, ayant de l'analogie avec l'ancienne dans sa manière d'agir, envahit, et même de préférence, les parties qu'avait jusqu'alors attaquées cette dernière, qui plus faible qu'elle s'éteint, ne trouvant plus à exercer son activité.

§ 46. On pourrait citer beaucoup d'exemples de maladies que la nature a guéries homœopathiquement par d'autres maladies provoquant des symptômes semblables :

La variole a guéri une foule de maux caractérisés par des symptômes semblables aux siens : des ophtalmies chroniques et même une cécité datant de deux ans (Dezoteux, L. Valentin, A. Leroy, Klein), la surdité, la dyspnée (J. Closs), des engorgements volumineux du testicule (Klein) la dysentérie (Wendt.).

Quand la variole survient après l'insertion de la vaccine, sur le champ, elle détruit homœopathiquement celle-ci.

La vaccine provoque quelquefois une éruption cutanée générale papuleuse ou pustuleuse, et on l'a vue faire disparaître homœopathiquement des éruptions cutanées souvent fort anciennes (Clavier, Hurel, Desormeaux).

La vaccine, dont le symptôme spécial est de causer un gonflement du bras, a guéri, après son éruption, un bras qui était tuméfié et à demi-paralysé (Stevenson).

La fièvre de la vaccine a guéri homœopathiquement deux fièvres intermittentes (Hardege); ce qui confirme la remarque déjà faite par J. Hunter, que deux fièvres (ou maladies semblables) ne peuvent pas subsister ensemble dans un même corps.

La rougeole a guéri homœopathiquement une dartre chronique (Kortum), une éruption miliaire datant de 6 ans (Rau).

Introd. p. 151. La médecine domestique elle-même, exercée par des personnes étrangères à notre profession, avait trouvé que la méthode homœopathique était la meilleure.

On applique de la choucroute glacée sur les membres qui viennent d'être congelés, ou bien on les frotte avec de la neige. Le cuisinier qui vient de s'échauder la main la présente au feu, à une certaine distance, sans faire attention à l'augmentation de douleur qui résulte de là dans le principe, parce que l'expérience lui a appris que ce moyen guérit en peu de temps la brûlure et fait disparaître la douleur. Les vernisseurs appliquent sur les brûlures de l'esprit de vin chaud ou de l'essence de térébenthine.

J. Bell ayant à traiter une dame qui s'était brûlé les deux bras avec du bouillon, couvrit l'un d'essence de térébenthine, et fit plonger l'autre dans l'eau froide. Le premier ne causait plus de douleurs au bout d'une demi-heure, tandis que le second continua à être douloureux pendant six heures, et la guérison de ce bras exigea beaucoup plus de temps que celle de l'autre.

§ 50. La nature n'a à sa disposition que peu de maladies capables d'agir comme moyens homœopathiques curatifs d'autres maladies; il y a peu de maladies qui trouvent leur remède homœopathique dans une autre maladie naturelle.

Le médecin a ici, sur la grossière nature, un grand avantage; les médicaments répandus par toute la création multiplient les puissances morbifiques homœopathiques dont il peut disposer, et il peut en graduer les doses en raison des circonstances.

§ 28. La loi thérapeutique de l'homœopathie est un fait positif. Peu nous importe la théorie scientifique de la manière dont il a lieu.

Organ. Préface. p. 56. La guérison ne peut avoir lieu qu'au moyen de la réaction de la force vitale contre un médicament approprié, et elle s'opère d'autant plus sûrement et promptement que cette force vitale conserve encore d'avantage d'énergie chez le malade. Aussi l'homœopathie évite-t-elle tout ce qui pourrait débiliter le moins du monde.

§ 105. § 106 et § 108. Pour trouver les instruments destinés à la guérison des maladies naturelles, il faut connaître la puissance morbifique de chaque médicament, c'est-à-dire les symptômes et changements que chacun d'eux est susceptible de produire dans l'économie, surtout chez une personne saine.

Il n'y a pas de moyen plus sûr pour trouver les effets propres des médicaments sur l'homme, que de les essayer séparément les uns des autres, et à doses modérées, sur des personnes saines, et de noter les changements, les symptômes et les signes qui résultent de leur action primitive, c'est-à-dire les éléments de maladie que ces substances sont capables de produire (expériences pures).

§ 124. Chaque substance médicinale, qu'on soumet à l'expérience, doit être employée seule et parfaitement pure.

§ 125. Il faut que le régime soit très modéré pendant toute la durée de l'expérience.

On doit s'abstenir autant que possible des épices, se contenter d'aliments simples qui ne soient que nourrissants, en évitant avec soin les légumes verts, les racines, les salades et les soupes aux herbages, nourritures qui retiennent toujours quelque peu d'énergie médicinale qui troublerait l'effet du médicament. La boisson restera la même que celle dont on fait journellement usage; elle sera seulement aussi peu stimulante que possible.

§ 126. Il faut éviter, pendant tout le temps que dure l'expérience, de se livrer à des travaux fatigants de corps et d'esprit, à des débauches, à des passions désordonnées.

§ 128. Il est reconnu aujourd'hui, que la meilleure manière d'essayer même une substance réputée faible, consiste à prendre, pendant plusieurs jours de suite, quatre à six petits globules imbibés de sa trentième dilution, qu'on humecte avec un peu d'eau et qu'on avale à jeun.

§ 129. Si une pareille dose ne produit que de faibles effets, on peut, pour rendre ceux-ci plus prononcés, ajouter chaque jour quelques globules, jusqu'à ce que le changement devienne appréciable. Car un médicament n'affecte pas tout le monde avec la même force, et il règne une grande diversité à cet égard. On voit quelquefois des personnes n'être presque pas affectées par un médicament qu'on sait être très énergique, tandis qu'elles le sont assez fortement par d'autres substances bien plus faibles.

Préparation. Dynamisation des médicaments.

Doses.

§ 128. Les observations les plus récentes ont appris que les substances médicinales ne manifestent pas, à beaucoup près, la totalité des forces cachées en elles, lorsqu'on les prend à l'état grossier ou telles que la nature nous les offre. Elles ne déploient complétement leurs vertus, qu'après avoir été amenées à un haut degré de dilution par le broiement et la succussion, mode très simple de manipulation qui développe à un point incroyable, et met en pleine action leurs forces jusqu'alors latentes et en quelque sorte plongées dans le sommeil.

§ 269. Par un procédé qui lui est propre, la médecine homœopathique développe tellement les vertus médicinales dynamiques des substances grossières, qu'elle procure une action des plus pénétrantes à toutes, même à celles qui, avant d'avoir été traitées ainsi, n'exerçaient pas la moindre influence médicamenteuse sur le corps de l'homme.

§ 267. La manière la plus certaine de s'emparer de la vertu médicinale des plantes indigènes et qu'on peut se procurer fraîches, consiste à en exprimer le suc, qu'aussitôt on mêle exactement avec parties égales d'alcool. On laisse le mélange en répos pendant 24 heures dans un flacon bouché, et, après avoir décanté la liqueur claire, on la conserve pour l'usage de la médecine, à l'abri des rayons du soleil, dans des flacons de verre bien bouchés.

§ 270. On prend deux gouttes du mélange à parties égales d'un suc végétal frais et d'alcool, on les fait tomber dans quatre-vingt-dix-huit gouttes d'alcool, et on donne deux fortes secousses au flacon contenant le liquide.

On a ensuite vingt-neuf autres flacons aux trois quarts remplis de quatre-vingt-dix-neuf gouttes d'alcool, et dans chacun desquels on verse successivement une goutte du liquide contenu dans le précédent, en ayant soin de donner deux secousses à chaque flacon. Le dernier ou le trentième, renferme la dilution au décillionième degré de puissance, celle qu'on emploie le plus souvent (1).

§ 271. Toutes les autres substances destinées aux usages de la médecine homœopathique, à l'exception du soufre qui a été, dans ces dernières années, préparé en teinture et porté à la 30e dilution, c'est-à-dire les métaux purs, les oxydes et les sulfures métalliques, les autres substances minérales, le pétrole, le phosphore, les parties et sucs de plantes qu'on ne peut se procurer qu'à l'état sec, les substances animales, les sels neutres et autres etc., sont amenées au millionième degré d'atténuation pulvérulente, par un broiement qui dure trois heures ; après quoi on dissout un grain de la poudre, et l'on traite la dissolution dans vingt sept flacons successifs, de la même manière qu'on fait à l'égard des sucs végétaux, afin de l'amener jusqu'au trentième degré du développement de sa puissance.

§ 280. *Note.* Le médicament homœopathique, a chaque trituration et à chaque dilution, acquiert un nouveau degré de puissance par la secousse qu'on lui imprime, moyen inconnu avant moi de développer les vertus inhérentes aux

(1) La 30e dilution contient de la goutte primitive, une fraction représentée par 1 suivi de 60 zéros.

substances médicinales, et qui est tellement énergique que, dans ces derniers temps, l'expérience m'a forcé de réduire à deux le nombre des secousses, dont auparavant je prescrivais dix à chaque dilution (1).

§ 275. L'appropriation d'un médicament à un cas donné de maladie ne se fonde pas seulement sur son choix parfaitement homœopathique, mais encore sur la précision ou plutôt sur l'exiguïté de la dose à laquelle on le donne. Si l'on administre une dose trop forte d'un remède même tout-à-fait homœopathique, elle nuira infailliblement au malade, et d'autant plus qu'en vertu de son caractère homœopathique, le remède agit précisément sur les parties de l'organisme qui déjà ont le plus ressenti les atteintes d'une maladie naturelle.

§ 279. Les expériences pures établissent, d'une manière absolue, que quand la maladie ne dépend pas manifestement d'une altération profonde d'un organe important, fût-elle même de la classe des affections chroniques les plus compliquées, et qu'on a soin d'éloigner du malade toute influence médicinale étrangère, la dose du remède homœopathique ne saurait jamais être assez faible pour le rendre inférieur en force à la maladie naturelle, et pour l'empêcher de guérir cette dernière, tant que cette dose conserve l'énergie nécessaire pour provoquer, immédiatement après avoir été prise, des symptômes pareils à ceux de la maladie et un peu plus intenses (aggravation homœopathique).

§ 280. Cette proposition sert de règle pour atténuer la dose de tous les médicaments homœopathiques, sans exception, jusqu'à un degré tel qu'après avoir été introduits dans le corps, ils ne produisent qu'une aggravation presque insensible.

---

(1) Plusieurs homœopathes ont poussé les atténuations jusqu'à la 1000e et même jusqu'à la 6000e atténuation (Jahr et Catellan. Nelle pharm. homœop. p. 36 et 50) La 6000e atténuation renferme une fraction de la goutte mère, représentée par 1 suivi de 12 mille zéros. Quelques uns soumettent chaque atténuation à un nombre considérable de secousses 200 à 300 et même 2000 à 3000 ; on a inventé pour ces préparations des machines à succussion, telle est la catapulte de Mure (Jahr et Catellan. id p. 48-49).

§ 286. L'effet d'une dose homœopathique s'accroît en proportion de la masse du liquide dans lequel on la dissout, quoique la quantité de substance médicinale reste la même. Mais alors le remède se trouve mis en contact avec une surface beaucoup plus étendue, et le nombre des nerfs qui en ressentent l'effet est plus considérable.

Note : L'alcool et le vin sont les seuls dont l'effet excitant diminue quand on les étend de beaucoup d'eau.

§ 288. *Note :* C'est surtout sous forme vaporeuse que les médicaments homœopathiques agissent le plus sûrement et le le plus puissamment. Il faut pour cela, aspirer les émanations médicamenteuses d'un globule imbibé d'une dilution très active, et renfermé sec dans un petit flacon. Cette inspiration est préférable à l'administration des médicaments par la bouche.

§ 272 et § 274. Il n'est dans aucun cas nécessaire d'employer plus d'un médicament à la fois. Quand bien même on aurait étudié sur l'homme sain, les effets purs de tous les médicaments simples, on n'en serait pas moins hors d'état de prévoir la manière dont deux substances médicinales mêlées ensemble peuvent se contrarier et se modifier réciproquement dans leurs effets.

§ 293. Le magnétisme animal ou Mesmérisme, cette force curative que la volonté ferme d'un homme bienveillant fait affluer dans le corps d'un malade, au moyen d'attouchements, agit d'une manière homœopathique en excitant des symptômes semblables à ceux de la maladie.

EXAMEN

DE

L'HOMŒOPATHIE

Dans la 1re partie de cet examen, je discute et je combats le vitalisme spiritualiste qui fait la base du système de Hahnemann.

Dans la 2e partie, je discute certains principes de Hahnemann, abstraction faite de l'ontologisme qui en vicie l'expression.

1re PARTIE.

LE SPIRITUALISME & LE MATÉRIALISME

Les physiologistes et les philosophes, qui ont abordé le problème difficile de l'origine et de la nature des phénomènes vitaux, ont résolu la question de deux manières différentes.

Les uns rapportent toutes les manifestations de la vie, à l'action sur la matière, d'une force spéciale immatérielle.

Cette opinion a été soutenue par Galien, Aristote, Stahl,

Van Helmont, Barthez, Buffon, par le grand chimiste Liebig (1) et par M. Hirn. Elle fait la base du système de Hahnemann. '

Le principe vital, dit le Dr L. Simon, est la clef de toute la méthode de Hahnemann. C'est sur lui que repose l'édifice qu'il a élevé. Il domine la physiologie, la pathologie, la pharmaco-dynamie et la thérapeutique homœopathiques (2).

D'autres savants, guidés par l'observation et l'analyse des faits, sont arrivés à cette conclusion, que la vie ne dépend d'aucune force étrangère aux tissus organisés, et que les fonctions de l'animal sont des effets de l'organisation. C'est la doctrine matérialiste, qu'on appelle aussi en physiologie le vitalisme organique.

Cette doctrine a été enseignée par Haller, Hunter, Bordeu, Glisson, Cullen, Bichat, Magéndie, Broussais, MM. Béclard, du Boys Reymond, J. Mayer, J. Tyndall, etc.

Cette question n'a pas seulement un intérêt théorique, elle s'impose à la pratique médicale. Le médecin qui est appelé à remédier aux troubles fonctionnels des organes, qui doit agir sur les manifestations vitales des tissus, à l'aide d'agents médicamenteux ou hygiéniques, doit nécessairement avoir une idée raisonnée de la relation qui existe entre les organes et leurs fonctions, entre l'organisme et la vie qu'il cherche à modifier.

Pour se prononcer, en connaissance de cause, entre les deux opinions que je viens de citer, l'étude de l'anatomie et de la physiologie ne suffit pas. En effet, les êtres doués de la vie ont des rapports intimes avec les êtres du monde inorganique.

Toutes les matières organisées, végétales ou animales, sont composées d'éléments inorganiques. Le corps de l'homme est

(1) Voir : Mémoire sur le mouvement organique par le D^r. J. Mayer. p. 57.
(2) Organon. Comment. par le D^r. L. Simon père p. 365.

formé de carbone, d'hydrogène, d'azote, d'oxygène, de chlore, de soufre, de phosphore, de fluor, de fer, de calcium, etc.

La plante puise la matière de ses tissus dans les substances minérales, qu'elle transforme en composés organiques, en gluten, albumine végétale, légumine, amidon, huile, etc.; l'animal se nourrit et se développe aux dépens du végétal, directement (herbivores) ou indirectement en consommant la chair des herbivores. Enfin les matières organiques retournent à leur état primitif inorganique par les excrétions, les exhalations et par la décomposition putride.

En résumé, la matière vivante n'est qu'une transformation passagère de la matière inorganique. Celle-ci est la substance élémentaire, origine et fin de la matière organisée. A ce point de vue, le règne minéral est le plus important des trois règnes de la nature, car il pourrait exister seul, tandis que le végétal et l'animal dépendent essentiellement de lui.

Dans l'ordre de la nature, le minéral précède l'être organisé qu'il forme; dans l'ordre scientifique, la physique et la chimie doivent précéder la physiologie, dont elles sont l'introduction naturelle. Avant de vouloir étudier les attributs spéciaux des corps vivants, il faut apprendre à connaître les propriétés de la matière dont ils sont formés.

CHAPITRE I.

MATIÈRE ET FORCE.

La notion d'une Force vitale, invoquée comme cause des phénomènes de la vie, est une conséquence de l'antagonisme, établi par les physiciens, entre la Matière et la Force, et cet antagonisme repose sur l'Inertie de la matière.

Qu'est-ce que la Matière?

Qu'est-ce que la Force?

Qu'est-ce que l'Inertie? La Matière est-elle inerte?

Ces questions sont fondamentales.

En physique :

On nomme Matière ou substance, tout ce qui tombe immédiatement sous nos sens.

L'Inertie est l'inaptitude de la matière à passer d'elle-même de l'état de repos à l'état de mouvement ou à modifier le mouvement dont elle est animée. L'inertie est considérée, par les physiciens, comme une propriété générale de la matière.

On nomme Mouvement, l'état d'un corps qui change de lieu.

On nomme Force, toute cause capable de produire le mouvement ou de le modifier.

Dans tout l'Univers, on n'observe que l'effet d'une force, c'est-à-dire le mouvement.

Toutes les forces physiques, chimiques et physiologiques: force de chute, chaleur, lumière, électricité, magnétisme, action musculaire, ne sont que des transformations d'un mouvement préexistant. Toutes sont du mouvement ayant une manifestation particulière, s'effectuant d'une certaine façon ; mais ce mouvement spécial est toujours engendré par un mouvement antérieur qui s'est métamorphosé, et ce mouvement ainsi modifié peut se transformer encore en un autre, ou bien reproduire le mouvement primitif générateur, identiquement le même en qualité et en quantité. Nulle part on n'observe ni création, ni destruction de force (1). Cette proposition a été démontrée expérimentalement, elle constitue ce que l'on nomme, le principe de l'indestructibilité du mouvement et de l'équivalence quantitative des forces physiques.

Un mouvement peut être modifié ou neutralisé par un autre d'intensité égale et agissant en sens opposé ; de là résulte un état d'équilibre, de repos apparent ; un mouvement non influencé reste continu. Les corps qui sont immobiles, qui paraissent inertes, sont des corps à l'état d'équilibre de mouvement.

Toute la physique est l'exposé et la démonstration de ces principes.

Supposez un corps, une balle de plomb par exemple, posée en équilibre, à une certaine distance de la terre, sur le dos de la main ; la balle est à l'état de repos. Retirez brusquement la main, qu'arrivera-t-il ? C'est que la balle se mettra en mouvement et tombera par terre. Où est, dans ce cas, la force étrangère qui a donné au plomb l'impulsion gravide ? Il n'y en a pas. La main faisait obstacle à la chute de la balle ; l'obstacle enlevé, le corps continue librement le mouvement dont il était animé, jusqu'à ce que la résistance de la croûte terrestre, vienne encore une fois arrêter le mouvement. Et si, quand le mobile est en contact avec la surface terrestre, on creuse la terre au point de contact, la balle de plomb continuera son mouvement, et le continuerait jusqu'au centre de la terre ; et, si à ce moment la terre était anéantie, le corps continuerait son déplacement dans l'espace vers d'autres centres d'attraction plus volumineux que lui.

(1) Le mot *force* est employé comme synonyme de mouvement.

Le mouvement, vers le centre de la terre, des corps placés dans sa sphère d'action, a été l'occasion de la grande découverte de Newton. Cette découverte a changé complétement la face de la physique; elle l'a fait sortir du chaos des spéculations d'Aristote et des tourbillons de Descartes, pour la pousser définitivement dans la voie féconde et sûre de l'expérimentation et de l'analyse.

Képler avait trouvé les véritables mouvements des planètes. Newton a eu la gloire de découvrir la loi qui régit ces mouvements.

La chute accélérée des corps vers la terre, la révolution des planètes dans leurs orbites, leur rotation autour de leur axe, le flux et le reflux de la mer sont des phénomènes de mouvement. Newton a rigoureusement démontré que ce mouvement est une attraction qui s'exerce en raison directe de la masse des corps, et en raison inverse du carré de leur distance. La place qu'occupent les globes célestes dans le système planétaire, leurs mouvements calculés par Képler, la chute des corps à la surface de la terre, dans la progression découverte par Galilée, sont des résultats nécessaires de ce mouvement attractif. Jamais aucun de ces corps n'a un degré de mouvement, de vitesse, de détermination qui ne soit démontré être l'effet de cette loi.

Le pouvoir de gravitation agit à proportion de la matière que renferment les corps, c'est une vérité que Newton a démontrée par des expériences. L'attraction existe donc réellement dans une partie du tout, comme dans le tout, et par conséquent aussi dans une fraction infiniment petite, c'est-à-dire dans la plus petite partie de la matière. Il n'y a pas un atome qui ne soit animé de ce mouvement; tous les corps, toutes les molécules, tous les atomes s'attirent en raison directe de leur masse, en raison inverse du carré de leur distance. Le mouvement attractif est un attribut universel de la matière, et la formule donnée par Newton, énonce la loi générale qui dirige le mouvement inorganique.

Depuis Newton, l'attraction de la matière par la matière a été démontrée directement par Cavendish, à l'aide de la balance de torsion; elle l'est encore par les phénomènes de l'imbibition, de la capillarité et de l'adhésion. Cette attraction est donc plus qu'une hypothèse ingénieuse qui rend compte des règles de Képler et de Galilée, elle est un fait réel constaté expérimentalement.

Il se passe dans le monde des infiniment petits, dans les molécules et les atomes, des mouvements continuels, qui eux aussi sont réglés, avec une précision aussi rigoureuse que la gravitation des corps célestes.

Dans une conférence donnée à Dundee, M. le professeur John Tyndall a fait une série d'expériences, qui sont une démonstration graphique charmante de l'attraction moléculaire, qu'il appelle le ciment de l'Univers matériel.

En parlant de la cristallisation (1) :

«Aux yeux des adeptes de la science, dit M. Tyndall, les » cristaux de glace sont aussi précieux que des diamants; ils » sont aussi purs dans leur forme, aussi admirables dans » l'exactitude de leurs proportions. Là du moins, où il n'est » pas survenu de cause perturbatrice, l'ordonnance de l'ar- » chitecture cristalline est parfaite. En vertu du pouvoir struc- » tural qui leur est propre, les molécules se superposent aux » molécules dans un ordre régulier suivant des lois détermi- » nées, avec une précision que la main de l'homme ne saurait » atteindre. Imaginons que des briques et des pierres soient » douées d'un pouvoir de locomotion; qu'en outre elles s'at- » tirent et se repoussent, et que, en vertu de ces attractions » et répulsions, elles viennent se placer de manière à former » des maisons et des rues de la plus parfaite symétrie, n'en » serions nous pas émerveillés? Cependant, la formation » d'une couche de glace n'est pas une chose moins digne de » notre admiration.

» Les atomes marchent en cadence, suivant l'expression du

(1) La force. confér. de M. Tyndall. pag. 10 et suivantes.

» poëte américain Emerson ; ils suivent les lois harmonieuses
» qui font, de la substance la plus commune de la nature, un
» miracle de beauté aux yeux de notre intelligence.

« Nous retrouvons les effets de cette force (1) dans ces fes-
» tons et ces dessins en forme de fougère, que la gelée du matin
» a déployés sur les vitres de nos fenêtres. Soufflez sur un de
» ces panneaux pour liquéfier la pellicule cristallisée, puis ob-
» servez ce qui se produira, ce que vous verrez mieux encore
» si vous vous servez d'une loupe ordinaire. Après que vous
» aurez cessé de souffler, la pellicule abandonnée à l'action
» du froid vous paraîtra un instant comme douée de la vie.
» Tout s'y mettra en mouvement, suivant des lignes déter-
» minées, chaque molécule marchant vers une autre molécule
» jusqu'à ce que l'ensemble ait repris la forme cristalline pri-
» mitive. »

M. Tyndall montre ensuite la cristallisation du chlorure
d'ammonium dissous dans l'eau :

» Ici l'écran (2) est sillonné de grandes lignes semblables à
» des lances, desquelles partent à droite et à gauche d'autres
» lignes en guise de barbes de plumes. Les molécules vien-
» nent se joindre aux molécules jusqu'à ce que le tout ait pris
» la rigidité cristalline. J'ajoute, dit-il, un certaine quantité
» de liquide, et, de divers points qui sont des centres de
» noyaux, vous voyez partir comme des traits rapides de
» nouvelles lignes dans toutes les directions. On dirait,
» pendant un instant, des groupes de molécules vivantes,
» puis tout rentre dans le repos.

Puis il fait cristalliser l'argent, en décomposant avec la pile
une solution de nitrate d'argent. Vous voyez naître et se
développer un arbre d'argent magnifique. Les branches se
ramifient, et les rameaux se couvrent de feuillage. Au nitrate
d'argent, il substitue l'acétate de plomb, et vous voyez se
former lentement un arbre de plomb, affectant la forme
exquise d'une fougère » (Tyndall)

_____

(1) L'attraction moléculaire.
(2) Ces expériences sont faites à l'aide du microscope photo-électrique.

Les combinaisons chimiques sont une autre manifestation du mouvement attractif moléculaire. L'affinité est soumise, comme la cohésion, à des lois invariables ; elle est élective, certaines molécules attirent de préférence et avec plus d'intensité d'autres molécules, et les combinaisons ne peuvent se faire que suivant des proportions définies. Il est impossible de composer une once d'acide nitrique, une goutte d'eau, d'après d'autres proportions que celles que la nature a assignées de toute éternité à ces composés (Wurtz).

Ainsi les mouvements des particules infiniment petites de matière, des molécules et des atomes sont soumis, comme la course des planètes, à des lois inexorables ; et des maîtres dans la science, MM. Dumas et Wurtz ont pu comparer, non sans raison, le petit monde où tourbillonnent les atomes au grand monde où roulent les astres. Dans l'un et l'autre tout est mouvement réglé (1).

Le mouvement est indestructible ; il peut se transformer, mais il reste toujours mouvement ; il peut se communiquer, se diviser, mais jamais il n'y a augmentation ni diminution de quantité ; l'effet est toujours égal à la cause. Une bille de billard peut, par une seule impulsion, mettre en mouvement un grand nombre d'autres billes, mais la quantité de mouvement de toutes les billes réunie, est toujours rigoureusement égale à celle qui animait le premier mobile.

Quand on laisse tomber une bille d'ivoire sur un corps dur, elle rebondit en vertu de son élasticité et par suite ne s'échauffe pas, parce que le travail développé par la chute de la bille, est ensuite consommé pour l'élever. Mais qu'on laisse tomber une bille de plomb, qui n'est pas élastique et ne

(1) Le mouvement atomique et moléculaire inorganique est-il réglé uniquement par la loi de Newton ? Cela est probable mais cependant on ne saurait le démontrer directement, car il faudrait pouvoir calculer la masse de chaque atome, et la distance qui sépare les atomes,

rebondit pas, elle s'échauffe sensiblement, sa force vive étant transformée en chaleur (1).

Cette simple expérience contient en germe l'explication de presque tous les phénomènes de la physique.

Dans la bille élastique qui rebondit, le mouvement attractif entre la masse de la bille et la masse de la terre (pesanteur), ne pouvant plus continuer, se change en un mouvement répulsif de la masse ; dans la bille de plomb, le mouvement se répercute sur les molécules du plomb, et la force vive acquise au moment du choc est convertie en un mouvement moléculaire spécial, qui produit sur nos sens l'impression de la chaleur (2). C'est le même phénomène qu'on observe dans les combinaisons chimiques où la force vive, acquise au moment du contact effectué, est transformée en un autre mouvement, d'une intensité équivalente à celle de l'affinité qui a amené la juxtaposition chimique des molécules. C'est ce mouvement modifié qu'on appelle chaleur.

La chaleur est mouvement, elle se transmet au loin, elle naît de mouvement, elle produit du travail, toutes ses manifestations sont des phénomènes de mouvement.

Tous les corps se dilatent sous l'influence de la chaleur : or cette dilatation ne peut avoir lieu que par l'écartement de leurs molécules, leur cohésion est surmontée, il y a travail mécanique effectué, c'est-à-dire résistance vaincue et chemin parcouru.

Nous trouvons tout à la fois une preuve de la nature de la chaleur et un exemple de sa transformation en travail, dans les phénomènes de la chaleur latente de volatilisation et de fusion.

On sait que, dès que l'ébullition d'un liquide commence, la température du liquide et de la vapeur reste la même, quelle que soit l'intensité de la source de chaleur. Il y a donc disparition d'une quantité plus ou moins grande de chaleur sensible,

(1) Ganot. Trait. physiq. pag. 410.
(2) Le mode de mouvement a changé, mais c'est toujours le mouvement continu : le mouvement de la masse est converti en mouvement des atomes de la masse. John Tyndall. La force p. 26.

dépensée en travail mécanique, pour vaincre la cohésion des molécules liquides et la pression atmosphérique. Et ce qui le prouve bien, c'est que, quand la vaporisation se fait sans addition de chaleur, elle devient la source d'un froid très intense, comme on l'observe pour la vaporisation de l'Ether. Si, au contraire, l'on chauffe un liquide en vase clos, la chaleur communiquée ne pouvant être dépensée par l'expansion vaporeuse, la température du liquide peut s'élever beaucoup au delà de celle de l'ébullition.

Quand des vapeurs se liquéfient, la force vive du mouvement répulsif qui avait produit la vaporisation, est transformée en sens inverse, pour reparaître en quantité équivalente de chaleur sensible. L'expérience fait constater, en effet, qu'un poids donné de vapeur qui se liquéfie, reproduit une quantité de chaleur égale à celle qui a disparu pendant la vaporisation (1).

La même chose s'observe dans la fusion des solides. Dès que la fusion commence, la température reste stationnaire jusqu'à ce que la liquéfaction soit complète. Toute la chaleur communiquée est dépensée pour effectuer le travail mécanique intérieur, nécessaire à l'écartement moléculaire qui constitue la fluidité. L'effet inverse s'observe dans la solidification, et l'expérience fait voir que la chaleur qui revient sensible pendant la solidification, est rigoureusement égale à celle qui disparaît pendant la fusion (2).

La théorie de la transformation et de l'indestructibilité du mouvement, déjà justifiée dans la chaleur latente de fusion et de volatilisation, a reçu une consécration éclatante par la démonstration de l'équation connue sous le nom d'équation du travail, qui établit l'équivalence entre travail et force vive.

Le docteur J. Mayer (de Heilbronn) a formulé le premier en 1842, le principe de l'équivalence mécanique de la chaleur,

(1) On constate de même que tout gaz, dont on réduit de force le volume, produit du calorique, tandis que tout gaz, dont on laisse le volume s'augmenter, se refroidit.
(2) Ganot. Trait. physiq. pag. 301.

principe qui a été démontré expérimentalement en 1843 par M. Joule, et plus tard par MM. Hirn, Fabre et d'autres savants.

Il est aujourd'hui prouvé qu'il y a rapport constant, équivalence entre la quantité de chaleur dépensée et le travail mécanique produit, et réciproquement.

On a nommé équivalent mécanique de la chaleur, le travail que peut produire l'unité de chaleur, c'est-à-dire la quantité de chaleur nécessaire pour échauffer 1 kilogr. d'eau de 0 à 1 degré. Il a été déterminé expérimentalement par M. Joule. Ce savant a trouvé pour équivalent mécanique de la chaleur 425 kilogrammètres; c'est-à-dire que la quantité de chaleur nécessaire pour chauffer de 1 degré 1 kilogr. d'eau, développe une force motrice capable d'élever un poids de 425 kilogram. à un mètre de hauteur en une seconde, ou réciproquement, qu'un poids de 425 kilogr. tombant d'un mètre de hauteur, engendre par le choc, la quantité de chaleur nécessaire pour élever d'un degré la température d'un kilogr. d'eau. Les résultats de M. Joule ont été confirmés par MM. Hirn et Fabre.

Cette découverte a été un grand progrès pour la physique, elle confirme expérimentalement la théorie dynamique des agents physiques et l'hypothèse de l'unité des forces physiques. En physiologie, elle sert de base à la théorie du mouvement animal (1).

La chaleur est la force qui écarte les molécules des corps. Mais la cohésion et la répulsion, antagonistes dans la matière, ne sont pas deux forces différentes. La répulsion ou la chaleur n'est qu'une transformation du mouvement attractif. Deux corps ou deux atomes, poussés l'un vers l'autre arrivent au contact, se choquent; le mouvement ne pouvant plus continuer et étant indestructible, se transforme en un autre mouvement moléculaire (chaleur), en quantité équivalente à la quantité de mouvement qui existait d'abord.

(1) La fondation et l'édification de la théorie mécanique de la chaleur constituent un progrès aussi capital que la découverte de la gravitation universelle. (Hirn. Conséq. de la thermodynamique, 17).

Le feu n'est ni chaud ni froid, pas plus qu'il n'est dilatation, fusion ou ébullition; il est mouvement. La sensation de la chaleur a pour cause une communication de mouvement aux molécules de la substance nerveuse, et c'est l'énergie des mouvements moléculaires qui donne la mesure de la température. L'impression spéciale que produit ce mouvement sur les centres nerveux, est un phénomène vital inexplicable.

Il n'y a en réalité qu'une seule source de chaleur : c'est le mouvement imprimé aux molécules de la matière; ce mouvement peut être communiqué de plusieurs manières, que les physiciens indiquent sous les noms de : (1)

Sources mécaniques : (frottement, percussion, pression, choc).

Sources physiques : (radiation solaire, chaleur terrestre, action moléculaire, etc.).

Sources chimiques : (combinaisons et notamment combustion).

La cause de la chaleur et de la lumière solaires, et celle de la chaleur centrale de la terre ne sont pas exactement connues, mais toutes les probabilités sur leur origine se rapportent à la gravitation (alimentation météorique du soleil) ou aux actions chimiques (affinité).

Les combinaisons chimiques et en particulier la combustion sont des sources de chaleur; les phénomènes de l'imbibition et de l'absorption, les actions capillaires, les changements d'état des corps sont en général accompagnés d'un dégagement de chaleur. Dans tous ces cas le calorique est dû à la transformation du mouvement moléculaire attractif.

Le frottement, la pression, la percussion et le choc sont des sources de chaleur. Or tous les moteurs mécaniques sont des agents qui transforment l'attraction en un autre mouvement.

Moteurs animés :

L'homme et les animaux.

La force musculaire de l'animal est le résultat de l'affinité

(1) Voir Ganot 406.

chimique; le muscle n'est pas la substance qui produit sa force, il est l'instrument qui métamorphose spécialement en travail, le mouvement calorique résultant des combinaisons chimiques de la nutrition. On a calculé que, si le cœur devait lui-même livrer la substance du travail qu'il exécute, il serait consumé en 8 jours, et tout le système musculaire de l'homme, pour fournir la substance de sa force, devrait être brûlé en 80 jours; il faudrait donc qu'il y eût renouvellement du système musculaire en cet espace de temps, ce qui est en contradiction avec les phénomènes physiologiques et avec les observations microscopiques (1).

Moteurs inanimés :

Les courants aériens qui constituent les vents, reconnaissent, pour cause des différences de température entre les régions de l'atmosphère. C'est le calorique, et surtout la chaleur solaire, qui produit ce mouvement utilisé comme moteur. La cause première est le mouvement attractif qui a donné naissance au calorique.

Enfin le cheval-vapeur, et les ressorts doivent leur force motrice à l'attraction moléculaire.

En résumé, le mouvement attractif est toujours le mouvement générateur de la chaleur et aussi, comme nous le verrons, de la lumière et de l'électricité.

Il y a la plus grande analogie entre la chaleur et la lumière : au delà d'une certaine vitesse de vibration, le mouvement calorique ébranle la rétine et devient lumineux. M. Fresnel a même démontré que c'est le nombre des vibrations des molécules lumineuses, en un temps donné, qui fait naître en nous la sensation des différentes couleurs, de même que c'est le nombre des ondes sonores qui produit les différents sons (2). Les rayons qui nous donnent la sensation du rouge, par exemple, ont une longueur d'ondulation plus considérable et

(1) Dr Mayer. Mém. sur mouvt organ. p. 55.
(2) Ganot. Trait. physiq. 573.

une vitesse moindre, que les rayons qui nous donnent la vision du bleu, de l'indigo ou du violet.

La sensation de la lumière, comme celle du son et de la chaleur, a pour cause une communication de mouvement aux nerfs épanouis dans les organes des sens.

Le mouvement peut se transformer, non seulement en chaleur, mais encore en courants électriques et en magnétisme. L'électricité est en effet, un autre mode de manifestation du mouvement.

Il n'y a qu'une seule source d'électricité, c'est le mouvement : frottement, pression, clivage, actions chimiques, chaleur, mouvement sans frottement dans la machine de Holtz, dans les machines magnéto-électriques de Clarke, de Gramme et dans la machine dynamo-électrique de Ladd.

Toutes les manifestations de l'électricité sont l'effet d'un mouvement communiqué : action sur l'électroscope et le galvanomètre, effets physiologiques (mouvement communiqué aux nerfs et aux muscles), effets calorifiques, lumineux, effets chimiques. Les moteurs électriques et les effets de la foudre montrent la transformation en travail mécanique. Celle-ci est encore constatée expérimentalement par la machine de Gramme, par l'électrolysation et par des expériences de MM. Arago, Joule et Foucault (I).

Avec la machine magnéto-électrique de Gramme, on obtient un courant d'induction, en faisant tourner, au moyen d'une grande roue et d'un pignon, un système de bobines entre les pôles d'un fort faisceau aimanté fixe. Le mouvement de rotation devient courant électrique. Si, au lieu de tourner la roue, l'on met les bobines en communication avec les pôles d'une pile de Bunsen, tout le système prend un mouvement de rotation rapide, sous l'influence des pôles du faisceau aimanté. Le courant électrique devient mouvement de rotation.

(1) Voir Ganot, Trait. phys. 861.

L'expérience fait voir que l'intensité du courant obtenu avec la machine de Gramme, est sensiblement proportionnelle à la vitesse de rotation (relation de quantité entre l'effet et la cause).

M. Joule a montré que les effets calorifiques produits par les courants électro-chimiques, sont dûs uniquement à la chaleur développée dans la pile par les actions chimiques (1). Cette loi de M. Joule a été vérifiée par MM. Silbermann et Fabre à l'aide du calorimètre. L'action électro-motrice de la pile peut se convertir en travail. Or M. Fabre a constaté expérimentalement, en plaçant dans le calorimètre à mercure une petite pile et un petit moteur électro-magnétique, que le travail mécanique effectué par le courant, fait disparaître dans le circuit une quantité de chaleur équivalente au travail exécuté.

Ces expériences prouvent, que dans l'electricité dynamique, il n'y a pas création de force nouvelle, puisque la chaleur du courant est rigoureusement celle qui résulte des combinaisons chimiques effectuées, et que le travail mécanique se fait par consommation de ce calorique.

L'électrolyse est encore un exemple de la transformation de l'électricité en travail mécanique. En effet, les expériences de M. Davy ont démontré, que dans la décomposition électro-chimique, il n'y a pas seulement séparation des éléments, mais transport des uns au pôle positif et des autres au pôle négatif. L'action électrolysante des courants est soumise à cette loi, que le poids de la substance décomposée, dans un temps donné, est proportionnel à la quantité d'électricité qui passe dans le voltamètre. Le travail mécanique consomme donc de l'életricité.

En résumé : Tous les agents physiques, toutes les forces naturelles qui régissent la matière, ne sont que des transformations du mouvement.

(1) Voir Ganot. Trait. phys. 715.

Le mouvement attractif et le mouvement mécanique peuvent se transformer en mouvement vibratoire, chaleur, lumière ou électricité; ceux-ci peuvent se métamorphoser les uns dans les autres, ou plutôt se manifester spécialement sous l'une ou l'autre de ces formes; ils peuvent fournir une quantité équivalente de travail mécanique; ils peuvent reproduire le mouvement primitif générateur, identiquement le même en quantité et en qualité, preuve évidente, que dans toutes ces transformations, il n'y a jamais production de force nouvelle (1).

Les forces naturelles se substituent dans des rapports définis analogues à ceux des équivalents chimiques, dit Liebig (2). Les expériences sur la chaleur latente de volatilisation et de fusion, celles de MM. Mayer, Joule, Clausius, Colding, Zeuner, Hirn, Fabre sur l'équivalent mécanique de la chaleur, ont démontré cette proposition avec une certitude mathématique pour la chaleur et le travail mécanique. L'identité de nature et de cause, la similitude d'effets entre la chaleur, la lumière et l'électricité permettent de conclure, avec une certitude presqu'aussi grande, pour la force électro-motrice et la lumière.

Le mouvement attractif entre les atomes de matière est le mouvement primordial; tous les autres agents physiques ne sont que des modifications directes ou indirectes de ce mouvement primitif. Toutes les actions chimiques, toutes les actions moléculaires dérivent de l'affinité ou de la cohésion, tous les moteurs ne font que transformer l'attraction en travail mécanique.

Or les agents physiques sont la cause de tous les phénomènes qu'offrent les corps. Toutes les propriétés de la matière, l'étendue, le volume, le poids, la divisibilité, la porosité, la compressibilité, l'élasticité etc., sont l'effet des forces physi-

---

(1) Si dans un phénomène quelconque il se produit, par exemple, de l'électricité, nous sommes parfaitement certains qu'il se dépense ou de la lumière, ou de la chaleur, ou du travail mécanique en quantité équivalente. Hirn. Théorie mécaniq. de la chaleur p. 30.

(2) Mayer. Mémoire sur le mouvem^t organ., préface par M. Pérard. V et VI.

ques, c'est-à-dire du mouvement. Supprimez le mouvement, et les corps n'auront plus ni volume, ni étendue, ni poids, ni compressibilité, ni chaleur, ni lumière etc., ils ne manifestent plus leur existence par, rien, tout disparaît, la matière est anéantie. L'idée même de matière ne peut se former dans l'esprit, dépouillée des propriétés par lesquelles elle fait impression sur nos sens.

D'un autre coté, il est impossible de concevoir un mouvement abstrait, un mouvement sans substratum matériel.

Deux choses, qui ne peuvent exister, qui ne peuvent même se concevoir l'une sans l'autre, ne sont pas doubles, elles sont une. La force (1) est inhérente à la matière.

Il n'existe pas de force, de substance ou de mouvement immatériel. La force, dit Leibnitz, est ce qu'il y a de plus essentiel dans la matière.

Les atomes ne peuvent être conçus que comme des corps élémentaires doués de mouvement. Les atomes existent, ils ont leur individualité, ils ont densité ; le dégagement de calorique dans les combinaisons chimiques prouve l'impénétrabilité, le choc, la résistance et par conséquent la densité des molécules.

La chaleur, la lumière et l'électricité sont des manifestations de mouvements très vifs d'atomes ou de molécules matérielles. La matérialité de ces agents ressort encore des considérations suivantes :

1º La chaleur, la lumière et l'électricité agissent sur les sens de l'ouïe, de la vue et du toucher.

2º Ces fluides sont divisibles. Le rayonnement en divers sens de la chaleur et de la lumière; le pouvoir absorbant des corps pour la chaleur, la lumière et l'électricité; les spectres lumineux et caloriques le démontrent.

3º La chaleur et la lumière se réfléchissent sur les corps, comme une bille lancée contre un mur rebondit contre l'obstacle. Or il est impossible de concevoir une substance imma-

(1) Le mot force est employé comme synonyme de mouvement.

térielle, un esprit qui est arrêté et repoussé par un mur ou par un miroir.

4° La matérialité de la lumière et du flux électrique qui constitue le courant, est démontrée directement dans l'arc voltaïque.

5° Enfin la chaleur, la lumière et l'électricité exercent des effets mécaniques analogues à ceux que peuvent produire, des masses volumineuses animées d'une certaine vitesse (travail des machines à vapeur, effets mécaniques de la foudre).

La matière calorique, lumineuse et électrique est impondérable, mais cela ne prouve pas du tout contre la matérialité. D'après ce que nous verrons plus loin de la divisibilité de la matière, mille milliards de molécules d'hydrogène n'exerceraient aucune action sur la balance la plus sensible.

Cela prouve seulement que les atomes de cette matière, ne sont pas réunis par la cohésion, en masses assez grandes pour être appréciables par nos grossiers instruments, et c'est très probablement pour cette raison (le défaut de cohésion), qu'ils peuvent acquérir une vitesse énorme de mouvement (1); les atomes cohésionnés et les molécules combinées, ne sont plus libres de leurs mouvements; enchaînés par leur union, ils gravitent dans un orbite coordonné. Au reste cette petitesse d'atomes animés de vitesses excessives est dans l'ordre de la nature. Si des masses pondérables se mouvaient avec une vitesse égale à celle des molécules lumineuses, elles produiraient des effets de destruction et de mort.

La Matière est-elle divisible à l'infini ?

(1) Chaque molécule de lumière parcourt environ 77 mille lieues par seconde. Quant à la vitesse de propagation de la chaleur, elle n'a pas été déterminée : on sait seulement qu'elle doit peu différer de celle de la lumière, si elle ne lui est pas rigoureusement égale ; car la lumière solaire et la plupart des lumières artificielles sont constamment accompagnées de rayons de chaleur (Ganot 382). Les savants ne sont pas d'accord sur la vitesse de l'électricité, Wheatstone l'évalue à 460 mille kilomètres par seconde, Fizeau donne le chiffre de 178 mille kilomètres, (Ganot. 759).

L'observation tend à établir, que si au point de vue abstrait des mathématiques pures, la divisibilité de la matière peut être conçue dans une progression indéfinie, il y a en réalité une limite à la division possible de la matière, et que celle-ci se compose d'éléments qui ne se divisent plus. Et voici comment :

Le poids d'un corps est proportionnel à sa masse ; or dans le vide, tous les corps tombent avec la même vitesse : un gramme de plomb ne tombe pas plus vite ni plus lentement qu'un demi-gramme.

Cent hommes, partant d'un même point, à un même moment, et se dirigeant d'un même pas en ligne droite vers un même but, n'atteindront pas celui-ci plus vite qu'un seul homme marchant dans les mêmes conditions vers le même but. Mais si l'on veut s'opposer à leur marche, il est évident qu'il faudra déployer une force de résistance cent fois plus grande pour arrêter cent hommes que pour arrêter un seul.

A la place des hommes, mettez des atomes tombant vers la terre, et vous aurez une idée exacte de la pesanteur (1er cas) et du poids qui représente la force qu'il faut employer, pour s'opposer au mouvement de tous les atomes d'un corps vers le centre de la terre. Il me paraît tout-à-fait impossible de donner une explication de ce fait, que des corps de poids différent tombent avec la meme vitesse dans le vide, si l'on n'envisage pas les atomes qui forment les corps comme autant d'êtres indivis doués du mouvement attractif (1). En effet, si les atomes ont toujours dans la pesanteur, tous, la même quantité de mouvement, ils ne sont pas divisibles, car leur mouvement serait également divisé ; la moitié d'un atome n'aurait plus la vitesse d'un atome entier. (La vitesse croît avec la masse).

(1) L'attraction de la terre n'est pas la cause du mouvement des corps, car il est impossible qu'une même force active, communique la même quantité de mouvement à des masses différentes ; la force d'attraction de la terre devrait varier à chaque instant d'intensité suivant les masses qu'elle met en mouvement avec la même vitesse. L'attraction de Newton est la loi qui dirige le mouvement inorganique, elle n'est pas une force qui communique le mouvement à une matière inerte.

La fixité des proportions suivant lesquelles les corps simples se combinent est aussi une présomption en faveur de l'existence d'éléments indivisibles. Les atomes insécables sont la base de la théorie chimique moderne (Théorie atomique de Dalton).

Enfin, l'existence des atomes et leur indivisibilité résultent encore, des expériences de sir William Thomson et de M. Helmholtz sur les mouvements tourbillonnants des gaz et des liquides (1).

Mais la divisibilité de la matière est réelle jusqu'à des limites qui paraissent incroyables; ainsi, on a calculé qu'il faut 144 trillions (c'est-à-dire 144 suivi de 18 zéros) de molécules d'hydrogène pour faire un milligramme de ce gaz, et chaque molécule est encore composée d'un grand nombre d'atomes (2).

Je terminerai ces considérations physico-chimiques par une dernière observation qui me ramènera pour un instant à l'homœopathie.

Nous avons vu que c'est dans les mouvements des atomes et des molécules qu'il faut chercher la source des forces physiques et chimiques. Ces mouvements moléculaires peuvent produire des effets d'une énergie incroyable, et qui sont hors de proportion avec leur masse extrêmement petite. J'ai cité comme preuve, dans l'introduction de cet ouvrage, l'énorme dégagement électrique résultant de l'oxydation d'un poids d'hydrogène inférieur à un milligramme. Voici un autre exemple qui a été constaté expérimentalement par MM. Fabre et Silbermann : le choc des molécules d'hydrogène et d'oxygène dans la combustion d'un gramme d'hydrogène produit 34,462 calories.

La raison de ces faits qui apparaissent si extraordinaires, doit être cherchée dans la vitesse extrême que peuvent acquérir

(1) Voir Wurtz. Théorie atomique p. 236.
(2) Voir Wurtz. Théorie atomique p. 234.

des particules de matière infiniment petites, impondérables, soustraites à la cohésion.

La masse et la vitesse sont les deux facteurs qui fixent l'intensité d'une force (1).

Mais, tandis que l'effet mécanique que peut produire un corps en mouvement, croît directement avec la masse, il augmente avec le carré de la vitesse (2).

Ainsi, si un gram. animé d'une vitesse de 5 mètres par seconde produit un effet mécanique représenté par 10; un gram. animé d'une vitesse double produira un effet mécanique 100. Tandis qu'une masse double (2 gram) animée de la vitesse de 5 mètres, n'aura qu'un effet mécanique représenté par 20.

C'est l'énorme vitesse (77 mille lieues par seconde pour la matière lumineuse) que peuvent acquérir des particules de matière impondérables, qui explique les effets mécaniques puissants de la chaleur et de l'électricité, effets dont l'intensité est hors de proportion avec les masses agissantes (3). Cette vitesse est telle qu'aucun corps pondérable n'en pourrait acquérir une semblable à la surface de la terre, ni par l'action des forces naturelles, ni par l'impulsion des moteurs artificiels.

La plus grande vitesse que pourrait avoir un corps pondérable serait de 12 kilomètres par seconde. C'est la vitesse finale qu'aurait un corps, tombant des limites de la sphère d'attraction de la terre. La terre elle-même se meut dans son orbite, avec une vitesse de 30 kilomètres seulement par se-

---

(1) Le mot force est employé comme synonyme de mouvement.

(2) La mesure de l'effet mécanique ou du travail est le produit de la masse du corps par le carré de la vitesse. — Doublez la masse, toutes les autres choses restant les mêmes, et vous doublerez l'effet mécanique; doublez la vitesse, tout restant d'ailleurs le même, et vous quadruplerez l'effet mécanique. Par exemple : Si vous doublez la vitesse d'un boulet de canon vous quadruplerez son effet mécanique. John Tyndall. La force 25 et 26.

(3) Les mouvements des petites masses qui agissent dans les combinaisons chimiques, ont une énergie presque infinie, comparés aux mouvements des masses plus considérables qui s'agitent dans la gravitation et la pesanteur (John Tyndall. La force).

conde. et la plus grande vitesse que puisse acquérir un boulet de canon n'est que de 1200 mètres par seconde.

Appliquons ces données exactes sur l'énergie d'action des infiniment petits de la physique et de la chimie, à la question si controversée de la possibilité d'action des extrêmement petits de l'homœopathie

Hahnemann, dans le mode particulier de préparation des médicaments qu'il appelle dynamisation, cherche précisément à détruire autant que possible la cohésion, à rendre aux molécules la quantité de mouvement libre qu'elles avaient avant leur union, et dont la chaleur latente nécessaire au changement d'état d'un corps, ou celle dégagée dans une combinaison chimique effectuée est la représentation exacte (1).

C'est ainsi qu'on peut comprendre, avec certaines restrictions, ce que Hahnemann dit dans les § 128-269 de l'Organon et dans la note qui accompagne le § 280 : que le médicament homœopathique, à chaque trituration et à chaque dilution, acquiert un nouveau degré de puissance, par la secousse qu'on lui imprime.

Les remèdes homœopathiques, tels que Hahnemann prescrit de les préparer, ne sont pas de simples dilutions ; une goutte de teinture de belladone délayée dans plusieurs milliers de litres d'eau, ne constituerait pas une préparation homœopathique. Il faut que les médicaments soient préparés par des triturations prolongées et successives avec des poudres inertes, ou bien par solutions successives, chaque solution étant accompagnée d'un certain nombre de secousses.

Par ces procédés, triturations, solutions et succussions, Hahnemann prétend rendre actives des substances qui, à l'état massif, sont inertes, comme la poudre de lycopode, et augmenter beaucoup l'énergie d'action des autres.

Le mercure, à l'état métallique, n'a que peu ou pas d'action

(1) La première représente l'énergie de la cohésion, la seconde celle de l'affinité.

sur l'économie ; à l'état de vapeur, ou trituré longtemps avec l'axonge il devient un médicament très actif.

La théorie de la dynamisation de Hahnemann repose sur une base scientifique ; ce que nous avons vu de l'énergie, de la vitesse incroyables que peuvent acquérir des particules de matière soustraites à la cohésion, rend possible le développement d'une action énergique par des moyens qui détruiraient la cohésion des molécules. Car le médicament ne peut agir que par son mode ou par sa quantité de mouvement.

Cette manière iatro-physique d'exprimer l'action des médicaments choque le langage et les idées physiologiques ordinaires ; mais il faut remarquer que la physique a fait de grands progrès depuis Newton, que les expériences encore récentes de MM. Mayer, Joule, Hirn ont démontré, comme nous le verrons, une relation nouvelle et certaine entre les agents physiques et les actes vitaux. Or la terminologie scientifique n'a pas été modifiée, des mots nouveaux n'ont pas été créés en rapport avec le progrès des sciences, et l'on est bien obligé de transporter dans la physiologie, des mots anciens et discordants tirés des sciences physiques. L'esprit doit étendre ou rectifier le sens de ces expressions surannées.

Toutes les notions qui nous sont fournies par les organes de la vue, de l'ouïe et de la sensibilité thermique, les idées, les actes intellectuels qui se forment dans notre cerveau, à la suite de ces connaissances, sont le résultat de la perception mystérieuse, par le centre nerveux, d'un mouvement communiqué par les objets extérieurs aux expansions nerveuses des organes des sens. Il a été démontré, en effet, que les sensations de la lumière, des couleurs, du son et de la chaleur, reconnaissent pour cause, une communication de mouvement aux nerfs épanouis dans les organes des sens.

Pourquoi donc, ce qui est incontestablement vrai pour des excitants naturels agissant sur les organes des sens, deviendrait-il inadmissible pour des excitants médicamenteux agissant sur d'autres organes vivants? La logique expérimentale qui procède du connu à l'inconnu, à la fois par déduction et par induction, autorise au contraire, à conclure en faveur de cette interprétation de l'action des médicaments.

Mais il se présente une autre question.

Les manipulations de Hahnemann ont-elles réellement pour effet de développer l'action des médicaments comme il l'indique?

Hahnemann répond oui, et il cite à l'appui ses longues et minutieuses pathogénésies, véritables modèles d'observations patientes, si leur exactitude approche de leur étendue. Il affirme donc un fait, et ce fait ne peut être infirmé que par des faits contradictoires. Hahnemann, avec une bonne foi qui témoigne de sa sincérité, convie lui-même les médecins à faire ce qu'il appelle des expérimentations pures, c'est-à-dire à essayer les préparations homœopathiques sur des personnes saines, et il indique les règles à suivre, les précautions à prendre, pour bien constater l'action de ces médicaments, telle qu'il dit l'avoir observée lui-même. C'est de sa part un procédé très loyal.

Je reviendrai plus tard sur cette question ; pour le moment je vais continuer l'examen du Vitalisme spiritualiste.

CHAPITRE II.

BIOLOGIE

—

DE LA VIE VÉGÉTALE & DE LA VIE ANIMALE.

———

Je viens de résumer ce que l'on sait de la matière, c'est-à-dire du mouvement inorganique ; ce préliminaire était indispensable avant d'aborder l'examen de la matière vivante.

Au point de vue de la question que je cherche à résoudre, je suis amené à faire une première observation : c'est que la vie se manifeste chez tous les êtres végétaux ou animaux, par des fonctions qui ont le même but : la nutrition et la reproduction, la conservation de l'individu et celle de l'espèce.

Le mécanisme employé pour atteindre ce double but, varie dans les différentes classes de végétaux et d'animaux. Toutes les plantes n'ont pas les mêmes organes fonctionnels, tous les animaux ne se nourrissent, ne se reproduisent pas de la même manière ; mais on peut dire que, si l'on envisage d'une manière générale, les fonctions qui concourent à la nutrition et à la reproduction chez l'animal et chez le végétal, ces fonctions ne présentent aucune différence essentielle. Il n'y a aucune fonction, aucun organe exclusivement propres à toute la série animale ou à toute la série végétale.

Des physiologistes ont indiqué la présence d'une cavité digestive, comme un caractère propre à l'animal ; d'autres ont placé ce caractère dans l'existence d'un organe spécial de la fonction respiratoire. Mais les ténias, les vers cestoïdes, les infusoires et les spongiaires n'ont pas de cavité digestive ; les échanges nutritifs s'exécutent par imbibition et endosmose à la surface même du corps ; ils vivent de la vie cellulaire, ils digèrent et se nourrissent comme les végétaux cryptogames.

L'échange gazeux qui constitue l'essence de la respiration, s'opère dans tous les organismes vivants. Chez les animaux supérieurs, la respiration est localisée dans des organes spéciaux, mais les animaux inférieurs tels que les lernées, les rotateurs, les helminthes, les zoophytes inférieurs et les protozoaires, respirent par la surface générale du corps. La fonction est moins localisée chez eux que dans beaucoup de plantes, qui respirent surtout par les feuilles.

Bichat a divisé la vie :

En vie organique, végétative, commune aux animaux et aux végétaux ; elle comprend les fonctions de digestion, de circulation, de respiration, d'exhalations, de sécrétions et de nutrition, c'est-à-dire le double mouvement organique récrémentitiel et excrémentitiel. Elle repose sur les propriétés de tissu, que Bichat appelle sensibilité et contractilité organiques;

Et en vie animale propre à l'animal, comprenant les fonctions de relation. Elle dépend de la sensibilité animale et de la motilité volontaire.

Au premier aspect, cette division paraît établir une séparation complète entre le végétal et l'animal, mais il est facile de montrer que cette distinction est artificielle, et que les fonctions séparées par Bichat se confondent dans la réalité. Un être qui n'aurait aucune relation avec les choses extérieures ne pourrait pas se nourrir ; un être qui n'entrerait pas en rapport avec ses semblables ne pourrait pas se reproduire (à l'exception de certains hermaphrodites).

Par leur nutrition, les végétaux ont, comme les animaux, des rapports nombreux et fréquents avec le sol, avec l'air atmosphérique, et certains végétaux carnivores avec le règne animal. Les plantes dioïques entrent en relation avec leurs semblables par l'acte de la fécondation.

Les zoospores ou spores ciliés de certaines algues, ont des

mouvements de translation aussi manifestes que ceux des animaux infusoires, avec lesquels ils ont été souvent confondus. Les embryons des champignons myxomycètes se meuvent comme les protozoaires amibes. Le Plasmodium, formé par une agglomération de myxomycètes adultes, se déplace quelquefois tout entier et s'avance en rampant vers un lieu déterminé, il peut s'élever en grimpant sur un mur, contrairement aux lois de la pesanteur. Les Diatomées-Ambulatoriées (algues) de M. Germain de Saint-Pierre ont des mouvements spontanés et volontaires de locomotion par reptation (1).

En définitive, le règne végétal a une vie de relation plus développée que celle de certains animaux, tels que les Mollusques, les Polypes et les Spongiaires.

Les propriétés de tissu sur lesquelles Bichat a fondé sa division sont en parties fictives; la sensibilité et la contractilité organiques ne sont pas des propriétés réellement spéciales à la matière vivante, on n'a jamais démontré et on ne saurait pas démontrer leur existence (2).

La sensibilité organique, dit Bichat, est la faculté de recevoir une impression (3).

Cette faculté n'est mise en évidence que, parce qu'un tissu répond par une action, par un mouvement au contact d'un

---

(1) D. Cauvet. Cours Botaniq. 296.

(2) Ces prétendues propriétés n'existent point dans la réalité, dit Magendie, et cependant il semble que personne ne doute de leur existence. Ce sont évidemment de simples suppositions, des manières de concevoir les phénomènes de la vie. On change seulement le mot qui exprime la chose, et la difficulté n'est pas même reculée. (Magendie. Préc. physiolog. tom. I p. 16 et suivantes). — Il ne faut pas perdre de vue, dit encore Magendie, que l'existence d'une telle sensibilité est purement conjecturale. Puisqu'elle ne se transmet pas à un centre commun, nous ne pouvons la reconnaître que par des effets. Or pour expliquer ces effets, il n'est nullement besoin d'admettre une semblable faculté. (Bichat Rech. phys. sur la vie et la mort. Des forces vitales dans les deux vies. p. 111. Note de Magendie).

(3) Bichat. Des forces vitales dans les deux vies 111.

corps solide ou liquide. Le contact des aliments excite la sécrétion de la salive, des sucs gastrique, pancréatique, biliaire et intestinal : il provoque, dans le tube digestif, des mouvements visibles, qui ont pour effet d'amener ou de faciliter la progression du bol alimentaire, la chymification, la chylification et l'absorption. Au contact d'un même liquide, le sang ou la lymphe, les cellules hépatiques agissent et forment invariablement de la bile, les canalicules rénaux produisent de l'urine, les glandes gastriques font de la pepsine, et chaque tissu élabore les éléments propres à sa nutrition.

Mais rien ne prouve que le mouvement qui suit le contact, soit commandé par une sensation réelle des tissus organisés. Dans tous les actes que Bichat subordonne à la sensibilité organique, il y a une action, un mouvement réglé, toujours le même qui suit l'impression ; mais un mouvement semblable, à la suite de contact, n'est pas spécial à la matière vivante.

Les molécules de carbone et d'oxygène, mises en présence, marchent les unes vers les autres pour entrer en combinaison. Si l'on introduit dans un appareil biloculaire, de l'acide carbonique et de l'oxygène ou de l'air atmosphérique, les deux gaz étant séparés par une membrane, il se produit un double courant d'échange, d'endosmose gazeuse, comme dans la respiration végétale ou animale.

Dans les expériences de M. Tyndall, nous avons vu que les molécules salines inorganiques, placées dans certaines conditions, exécutent des mouvements réguliers, invariables dans leur harmonie, d'où résulte une structure géométrique définie, toujours la même pour une même solution saline.

Si l'on veut attribuer à une propriété spéciale perceptive des molécules organiques, le mouvement organo-chimique invariablement réglé de la nutrition, il n'y a pas de motif pour ne pas rapporter à une faculté sensitive des atomes et des molécules, le mouvement coordonné qui anime les atomes d'argent dans la formation de l'arbre d'argent, et le mouvement affectif des molécules d'hydrogène et d'oxygène, s'unissant pour former de l'eau.

Les mots de sensibilité et de contractilité organiques ne

peuvent donc être acceptés que comme un artifice de langage exprimant le fait d'un mouvement organique réglé.

On dit que la sensibilité animale, le contact des corps étrangers perçu (toucher, tact, sensation de douleur, perception des organes des sens) et la contractilité volontaire, sont exclusivement propres à l'animal.

Que ces actes ne se rencontrent jamais chez les végétaux, cela peut être dit, parce qu'on ne saurait pas démontrer, que les plantes peuvent exécuter des mouvements dirigés par une détermination intérieure choisie, bien que la chose soit possible. Mais alors il faut admettre, pour la même raison, que la perception et le mouvement réglé par la volition de l'individu, manquent chez un grand nombre d'animaux.

En effet, la perception des impressions, le mouvement provoqué et dirigé par la volonté sont incontestables chez l'homme ; ils sont moins évidents chez les autres animaux supérieurs, du moins il est impossible de prouver directement leur existence. Mais toutes les observations faites chez l'homme et sur les animaux démontrent, que le siège de la sensibilité perçue et le point de départ des mouvements volontaires sont dans l'encéphale. L'impression n'est plus sentie, le mouvement volontaire est anéanti, dans toute partie qui ne communique plus avec l'encéphale ; quand le cerveau est soumis à une forte compression, toute perception et tout mouvement volontaire sont abolis.

Un acte volontaire suppose perception, comparaison, jugement, choix, c'est-à-dire une opération intellectuelle. Les hémisphères cérébraux sont le siège organique des facultés intellectuelles. La physiologie comparée des animaux supérieurs démontre, que le développement de l'intelligence ou de l'instinct est en rapport avec le développement des hémisphères cérébraux.

Or, un grand nombre d'animaux sont dépourvus d'axe nerveux cérébro-spinal ; tous les invertébrés sont dans ce cas (Annelés, Mollusques, Zoophytes). Beaucoup d'entre eux ont un système nerveux ganglionnaire unique, plus ou moins développé, représentant les deux systèmes nerveux des vertébrés. Généralement il y a un ganglion, dit cerveau, placé du coté céphalique de l'animal, mais il manque chez quelques uns, comme chez les crustacés cirrhipèdes, les mollusques acéphales etc. Le ganglion céphalique ne se distingue des autres ganglions du corps, que par sa situation et quelquefois par un volume un peu plus considérable; mais il ne présente rien de comparable à des hémisphères cérebraux.

Est-il logique d'attribuer à ce ganglion les fonctions d'un véritable cerveau? Peut-on affirmer qu'il existe chez ces animaux, des sensations perçues et des mouvements volontaires? Ou bien n'ont-ils que des mouvements répondant d'une manière déterminée et nécessaire à des impressions reçues, des mouvements réflexes?

La réponse est au moins douteuse. Ce que l'on observe chez les animaux supérieurs, chez lesquels l'influence cérébrale est suspendue, devrait faire conclure par analogie, que les mouvements des invertébrés ne sont pas des actes volontaires succédant à des impressions perçues.

D'autres animaux, les rotateurs, les helminthes, les molluscoïdes, les zoophytes inférieurs n'ont que des rudiments ou même n'ont plus de traces de système nerveux, et chez eux il est impossible d'admettre les perceptions et les mouvements volontaires, qu'on refuse aux végétaux.

Quand l'action cérébrale est interrompue, la sensibilité et les mouvements volontaires sont anéantis; mais les parties conservent encore la faculté de répondre par des mouvements à l'action des excitants mécaniques, chimiques, électriques; l'action réflexe persiste. Chez les animaux supérieurs, cette action est plus ou moins influencée, comme tous les actes de la vie, par le système nerveux. Mais l'action nerveuse n'est pas indispensable à la production des mouvements réflexes, car ceux-ci s'observent chez les animaux inférieurs dépourvus de système nerveux, et aussi chez les plantes.

Des Acacias et d'autres végétaux ferment leurs feuilles le soir, pour ne les rouvrir que lorsque le jour apparaît; d'autres font exécuter à leurs fleurs des mouvements en rapport avec la marche du soleil, ou bien encore ils les replient pendant la journée pour ne les épanouir que la nuit, ou inversement, et cela à des heures déterminées. Les feuilles de certaines plantes, telles que le Biophytum sensitivum, la Drosera rotundifolia, la Sarracenia, la Dionea muscipula ont la singulière propriété de se contracter au contact des corps étrangers. par exemple des insectes qui viennent se poser sur elles et se prendre dans le suc visqueux qu'elles sécrètent. Ces feuilles se ferment et ne s'entr'ouvrent de nouveau qu'après avoir enlevé toute la substance nutritive de leur victime (Dorvault). Ce sont là de véritables actions réflexes, des mouvements répondant directement à une impression.

En résumé, la sensibilité animale, telle que la définit Bichat (1), ne peut être admise, comme le mouvement volontaire, que chez les êtres à cerveau bien développé; elle ne paraît être qu'un degré plus avancé de la sensibilité organique. Ce qui tend à le prouver, c'est que les deux sortes de sensibilité s'enchaînent et se succèdent d'une manière insensible dans plusieurs tissus, comme les muqueuses. La muqueuse digestive est douée de la sensibilité animale dans la bouche et les premières voies; dans l'estomac réside seule la sensibilité organique. L'inflammation peut développer une sensibilité perçue très vive dans des tissus normalement insensibles, comme les cartilages, les membranes séreuses, certaines muqueuses, les ligaments.

De même, la contraction des mêmes muscles est tantôt volontaire, tantôt involontaire, comme on l'observe pour les muscles de la respiration, pour ceux qui agissent dans l'éternuement et le vomissement provoqués par la titillation de la luette ou des fosses nasales, dans les convulsions causées par les vers intestinaux, dans le tremblement des membres à la suite de l'impression du froid sur la peau, etc.

L'étude de l'embryogénie chez les animaux supérieurs forme

---

(1) La sensibilité animale est la faculté de recevoir une impression, plus, de la rapporter à un centre commun (Bichat ouv. cité p. 111).

un tableau complet du développement graduel de la vie dans la série des êtres. Ceux-ci ne diffèrent entre eux que par le degré de leur développement définitif.

Au début de son évolution, l'embryon humain est formé par une vésicule contenant un liquide albumineux et des granulations. C'est dans cet être primitif que doivent s'accomplir les fonctions importantes qui aboutiront à la formation d'un homme. Or, à cette époque, la vésicule humaine exécute toutes ses fonctions par imbibition et endosmose, sans intermédiaire d'aucun système spécial. Elle absorbe les liquides ambiants, elle agit sur eux et se les assimile ; c'est à l'aide de ces sucs nourriciers qu'elle va former des tissus et des organes. Toutes ses fonctions résument la vie complète d'un individu, et il y a des animaux qui vivent toute leur vie sans passer à un état d'organisation plus avancé (zoophytes globuleux).

La vie de cet élément cellulaire est réellement plus active et plus importante même, que celle de l'être entièrement développé. Chez l'homme adulte, la nutrition se borne à entretenir les organes dans leur état normal ; chez l'être cellulaire, le travail nutritif doit former des organes qui ne sont pas encore apparents.

Plus tard, quand les premiers rudiments de la circulation se montrent, l'embryon humain atteint à peu près l'organisation des mollusques.

Dans les phases ultérieures de son développement, la nutrition se fait comme chez les végétaux et chez les animaux inférieurs. Les métamorphoses des sucs alimentaires ne sont pas le résultat de leur élaboration dans une cavité particulière, l'échange gazeux de la respiration n'est pas localisé dans un appareil spécial ; il n'y a pas de mouvements volontaires, du moins on ne peut pas rapporter à la volition les mouvements que le fœtus exécute dans l'utérus, car ces mouvements ont été observés chez les fœtus acéphales. Le fœtus vit donc parfaitement sans l'action des organes digestifs, respiratoires et nerveux.

Cela est vrai également pour les embryons qui se développent détachés de leur mère, comme ceux des ovipares.

Les différents phénomènes qui constituent la nutrition, s'accomplissent tous dans l'organe cellulaire chez les animaux et les végétaux les plus simples; il y a une sorte de division du travail physiologique chez les animaux supérieurs. Certains actes se localisent dans des organes spéciaux, à mesure qu'on s'élève dans l'échelle des êtres, mais cette localisation n'est qu'un fait accessoire; les animaux des classes inférieures exécutent, d'une manière parfaite pour l'individu et pour l'espèce, les actes de la nutrition et de la reproduction.

La vie animale, envisagée dans la généralité des êtres, est caractérisée essentiellement par l'organe vésiculaire, la cellule blastodermique; et fonctionnellement par le mouvement nutritif, absorption des matières étrangères liquides ou gazeuses, modifications spéciales imprimées à ces ingesta que l'animal transforme en substances semblables à la sienne propre, assimilation et élimination des parties impropres à la nutrition.

Or l'organe cellulaire, l'absorption, l'assimilation et les excrétions appartiennent aussi bien au végétal qu'à l'animal.

La génération n'établit pas d'avantage une distinction entre eux : la graine des plantes est un véritable ovule fécondé, et les générations par spores, par gemme ou par scission se rencontrent dans les deux classes d'êtres.

Dans l'ordre de la nature, les plantes paraissent avoir pour rôle de préparer des substances propres à former les combinaisons organiques nécessaires au développement et à la nutrition des animaux.

Les végétaux et les animaux sont composés des mêmes éléments minéraux principaux : carbone, hydrogène, oxygène et azote, formant des composés quaternaires et ternaires analogues chez les deux êtres.

Le végétal transforme directement les principes minéraux en composés organiques, en gluten, albumine végétale, légumine, amidon, dextrine, sucre, gomme, pectine, huile. Les animaux ne peuvent pas transformer directement le carbone et l'azote minéral en albumine, fibrine, caséine, gélatine, chondrine ni en composés hydrocarbonés; le végétal est l'intermédiaire nécessaire, il est le laboratoire naturel dans lequel se préparent les principes immédiats qui servent à la nutrition des animaux.

Les végétaux ont le carbone pour base principale de leur composition ; l'acide carbonique, absorbé par les racines et les feuilles, est la matière d'où dérive le carbone de la plante ; la lumière solaire est la force qui désunit les atomes, met en liberté l'oxygène et permet au carbone minéral de se transformer en carbone végétal ; la présence de la chlorophylle est nécessaire à cette réduction, ces globules paraissent jouer le rôle d'agents de fixation du carbone.

Le mouvement lumineux et calorique des rayons solaires, est dépensé dans la plante pour effectuer la réduction de l'acide carbonique, c'est-à-dire pour vaincre l'affinité de l'oxygène pour le carbone, il est dépensé comme la chaleur latente de fusion et de volatilisation. Quand la combinaison des molécules d'oxygène avec celles du carbone se refait, le travail mécanique effectué se résout en quantité équivalente de chaleur sensible, comme dans la solidification et la liquéfaction. Si l'on brûle la plante, l'oxygène s'unit de nouveau au carbone, et la combustion de celui-ci fait naître une quantité de chaleur égale à celle que le soleil avait perdue pour le faire végéter (1).

Le soleil est le foyer principal d'où émane le mouvement organique végétal. Ce mouvement est réglé par une loi inconnue.

La plante présente un phénomène singulier. A certains moments, à l'obscurité, au temps de la germination et en partie aussi durant la fructification, elle attire de l'oxygène et rejette en retour un volume à peu près égal d'acide carbonique. La plante offre alors une certaine analogie fonctionnelle avec les animaux. M. Boussingault a démontré, que pendant la germination le végétal embryonnaire brûle, comme l'animal, du carbone et de l'hydrogène. Il y a combustion et, comme dans toutes les combinaisons, le travail moléculaire effectué

(1) Tyndall, ouvr. cité p. 34.

se transforme en, chaleur ou en son équivalent de travail mécanique. MM. Goeppert et Dutrochet ont constaté une élévation de température de 5 à 25 degrés pendant la germination et M. Vrolik a constaté une augmentation pendant la floraison (Béclard 415).

Quant à la chaleur résultant de la combustion périodique nocturne, il est probable qu'elle est dépensée en grande partie pour effectuer les combinaisons nécessaires à la transformation des éléments minéraux en gluten, albumine, légumine etc., et pour exécuter les mouvements qui se passent dans les racines, la tige et les feuilles. Des recherches nouvelles sont nécessaires pour préciser le fait.

Il est certain que les phénomènes de nutrition et d'assimilation sont accompagnés dans les plantes, d'actes mécaniques de transport qui exigent une certaine dépense de force. Les feuilles, considérées dans leur ensemble, constituent le laboratoire dans lequel s'élaborent surtout les hydrates de carbone. Ceux-ci se ditribuent ensuite dans les différentes parties de l'organisme. Mais à partir de la floraison, on observe dans les végétaux un phénomène de désassimilation des diverses parties de la plante, au profit des graines. Les substances ternaires et protéiniques abandonnent les feuilles, les rameaux et la tige pour se transporter vers les graines. Il se fait alors un nouveau travail d'assimilation et de condensation, dont le résultat définitif se traduit par l'accumulation de l'amidon, du gluten et des matières protéiniques vers les graines. Or ce travail de déplacement coïncide avec un acte de combustion, absorption d'oxygène, exhalation d'acide carbonique (1).

Mais la fonction comburante est bien moindre dans les plantes que l'action réductrice. Corenwinder a démontré, par exemple, qu'il suffit d'une demi-heure d'exposition au soleil, pour qu'une plante récupère tout l'acide carbonique dégagé pendant la nuit.

Presque tous les phénomènes nutritifs de l'animal sont, au

(1) D. Cau vet. Botaniq. p. 84 et suivantes.

contraire, des combinaisons et surtout des oxydations, et par conséquent des sources de chaleur et de travail. La raison en est que la vie de relation nécessaire à l'entretien des animaux supérieurs, exige une bien plus grande somme d'effets mécaniques.

L'animal consomme sans cesse de l'oxygène et rejette de l'acide carbonique et d'autres produits de combustion (ammoniaque, eau, sels minéraux). Le végétal aspire l'acide carbonique et les autres résidus de la combustion animale. Il s'empare du carbone pour le transformer en gluten, amidon, albumine etc., c'est-à-dire en aliments appropriés à l'animal, et il remet en liberté l'oxygène nécessaire aux transformations nutritives de ces aliments. La plante est le complément indispensable de l'organisme animal, elle fournit à celui-ci le combustible (aliment) et la substance comburante. Ainsi se trouve réglé dans un mouvement harmonique la corrélation des trois règnes de la nature.

Mais dans le procédé de la vie (nutrition végétale et nutrition animale) il n'y a ni création ni destruction de matière. Les matériaux que l'on retire des végétaux et des animaux, à l'aide de l'analyse chimique, sont exactement les mêmes que ceux qui ont servi à leur formation. Cent grammes de matière animale ou végétale analysés, reproduisent exactement cent grammes des éléments minéraux formatifs.

Chez l'animal qui n'engraisse ni ne maigrit pas, le poids des divers produits des excrétions et des exhalations est rigoureusement égal au poids de la nourriture ingérée et de l'oxygène absorbé.

Un cheval observé dans cet état d'équilibre de la nutrition, qui consomme en 24 heures, 25 kilogr. 770 gram. d'avoine et de regain, rend en 24 heures, 25 kil. 770 grammes :

Urines et excréments	15 kil. 580
Eau, acide carbonique et azote (par exhalations cutanée et pulmonaire).	10 kil. 190
Total.	25 kil. 770.

Ces expériences ont été faites par MM. Boussingault, Valentin, Barral, Bidder et Schmidt (1).

M. Valentin a fait l'observation sur lui-même.

Quand le poids des pertes n'est pas égal au poids de la consommation, la différence se retrouve dans l'augmentation ou la diminution de poids du sujet en expérience.

Nous avons vu que la matière et la force sont inséparables en physique, que non seulement l'une n'existe pas sans l'autre, mais qu'il est impossible même de concevoir la matière sans la force, sans le mouvement et réciproquement.

Ce qui est vrai pour la substance sous la forme inorganique, l'est également et avec la même certitude, pour la même substance transformée dans les êtres vivants. Si dans ces derniers il n'y a que transformation et non création de matière, il ne peut y avoir que transformation de mouvement et non création de force nouvelle.

La matière vivante ne diffère pas des corps inorganiques par ses éléments constituants, mais seulement par le nombre et l'arrangement des atomes (2). L'affinité qui règle le mouvement moléculaire inorganique n'est pas la loi qui dirige le mouvement moléculaire de la chimie vivante; celui-ci obéit à une loi dont la formule est inconnue. De plus, dans les êtres vivants, la matière existe simultanément sous ses trois états cohésifs, solide, liquide et gazeux. Le groupement atomique et moléculaire spécial des composés organisés, la constitution complexe des corps vivants, doit nécessairement entraîner une forme différente et des manifestations nouvelles.

En effet, les chimistes sont parvenus à démontrer que les propriétés des corps sont fonction de leur constitution (3). Un savant russe, M. Mendéléeff a prouvé que la densité, la chaleur spécifique des corps, la malléabilité, la fusibilité, la volatilité, la conductibilité pour la chaleur et l'électricité, la

(1) Béclard 527.
(2) Wurtz. Théorie atomique 20.
(3) Wurtz. Théorie atomique 172.

forme cristalline, la dilatabilité pour la chaleur, le pouvoir des radiations lumineuses, en un mot que les propriétés physiques les plus importantes et les propriétés chimiques fondamentales de tous les corps simples et celles des composés qu'ils peuvent former, dépendent de leur constitution atomique. Ses observations ont été confirmées par MM. Lothar Meyer, Dulong et Petit, Lecocq de Boisbaudran (1).

N'est-il pas rationnel de penser que la forme caractéristique des corps organisés et leurs fonctions spéciales sont le résultat d'un groupement atomique différent et de leur constitution complexe?

Mais l'observation des faits prouve que les mouvements moléculaires qui se font dans les appareils vivants, sont essentiellement de la même nature que ceux qui s'exécutent dans les combinaisons inorganiques. Comme dans ces dernières, le mouvement atomique effectué se transforme, devient chaleur ou produit une quantité équivalente de travail mécanique; le mouvement n'est jamais détruit. Si l'on ajoute, après l'avoir converti en chaleur, tout le travail mécanique fourni dans un certain temps par un cheval, à la chaleur produite immédiatement dans son corps, la somme sera la quantité exacte de chaleur qui équivaut aux phénomènes chimiques (combustions de nutrition) effectués dans le même temps (2).

En effet, les expériences calorimétriques de Lavoisier, celles plus précises de MM. Dulong et Despretz, Fabre et Silbermann, les observations de Scharling, de Liebermeister et de Silujanoff, de Brodie, Thillage et Legallois ont démontré que les combinaisons organiques qui se font dans les animaux sont la seule source de la chaleur animale.

La transformation de cette chaleur en travail mécanique a été reconnue d'abord par le docteur J. R. Mayer (de Heilbronn). Ses observations ont été confirmées expérimentalement par MM. Hirn, du Boys-Reymond, Helmholtz, etc.

(1) Wurtz. Théorie atomique 112.
(2) Dr Mayer. 45.

A l'état de repos, les muscles absorbent de l'oxygène et forment de l'acide carbonique. Pendant la contraction musculaire, l'absorption de l'oxygène et l'exhalation de l'acide carbonique augmentent de plus du double; le fait a été vérifié par MM. du Boys-Reymond, Liebig, Valentin et Matteucci. Des phénomènes chimiques d'oxydation s'accomplissent donc manifestement dans les muscles, et ces phénomènes s'exagèrent pendant la contraction. M. Helmholtz fait contracter un groupe de muscles, à l'aide d'un appareil d'induction puissant; puis il examine la constitution chimique de la fibre musculaire, et il trouve que les matières solubles contenues dans le muscle (créatine, créatinine, acide inosique) ont augmenté de production, quand on compare ces muscles, avec d'autres muscles laissés au repos, sur le même animal. (Béclard. Trait. physiol. 591).

L'exagération de la combustion produit une augmentation de la température du muscle, mais celle-ci est très limitée et n'est pas en rapport avec l'accroît de l'oxydation. MM. Becquerel et Breschet ont constaté, à l'aide de l'appareil thermo-électrique, que la température du muscle biceps pouvait s'élever au plus de 1 degré pendant la contraction, tandis que le phénomène chimique peut augmenter de plus du double, comme nous venons de voir. Une partie du calorique devient donc latente, et produit le travail mécanique de la contraction musculaire.

Dans les machines à vapeur, la chaleur que le foyer communique à la vapeur du générateur se divise en deux parts : l'une qui reste sensible et se retrouve dans le condensateur, l'autre qui disparaît comme chaleur sensible et se transforme en travail. Les expériences de M. Hirn ont fait voir, en effet, que la chaleur restituée par la vapeur qui se condense, est beaucoup moindre que celle enlevée à la chaudière, et d'autant moindre que le travail mécanique total effectué par la machine est plus considérable (Ganot. Trait. physiq. 373).

M. Béclard a constaté que, lorsqu'on soulève un poids, l'échauffement du muscle est beaucoup moindre que lorsque la contraction se produit sans charge ; le travail musculaire plus grand dans le premier cas, consomme une plus grande quantité de chaleur. De même une arme à feu s'échauffe moins quand elle est tirée à balle, que quand elle est chargée de poudre seulement ; le déplacement du projectile exige un plus grand travail mécanique et consomme du calorique.

La combustion du charbon sous le générateur dégage moins de chaleur sensible, quand une machine à vapeur travaille, que lorsqu'elle est au repos.

Douville a mesuré la température :

Chez un nègre au repos dans sa cabane 37°.

     au repos au soleil   40°, 20.

     travaillant au soleil   39°, 75.

Le travail a consommé du calorique (1).

La transformation en travail mécanique, du calorique produit par les combustions organiques, a été constatée expérimentalement dans l'exercice musculaire généralisé (marche, course, action de tirer, de porter, de soulever des poids). La production de ces effets mécaniques est liée à une chimification plus grande de substances, à une nourriture plus abondante ; plus de travail demande plus d'aliments.

Les recherches de MM. Valentin et Virordt sur l'homme ont démontré une élévation dans les proportions d'acide carbonique exhalé pendant l'exercice. Le travail augmente la proportion de l'urée dans l'urine, abstraction faite du régime (Frerichs et Lehmann). Les combustions organiques sont activées ; la chaleur sensible est augmentée, comme dans la contraction musculaire localisée, mais l'élévation de température ne correspond pas à l'excès de combustion organique. Davy en mesurant la température sur la peau et sous la langue, avant et après un exercice un peu violent, a observé après l'exercice, une élévation de température d'une fraction de degré centigrade seulement.

M. Hirn enferme un homme dans une guérite close, et

---

(1) Mayer 95.

observe les effets calorifiques et chimiques de sa respiration ;
d'abord quand l'homme est au repos pendant un certain
temps, puis lorsqu'il travaille à élever son propre poids sur la
circonférence d'une roue mobile.

Au repos, l'homme consommait 30 gram. d'oxygène par
heure, pour 150 calories produites ; lorsqu'il s'élevait sur la
roue, il consommait 150 gram. d'oxygène, et le nombre des
calories correspondant, qui aurait dû être de 750, n'était que
de 250. Donc 500 calories étaient consommées par le travail
musculaire effectué pour élever le poids de l'homme.

L'effet inverse s'observe, quand un homme reçoit du travail
au lieu d'en produire, quand il descend au lieu de monter ; à
30 gram. d'oxygène absorbé correspondent alors plus de 150
calories, l'excès de chaleur étant dû au travail extérieur de la
pesanteur pendant la descente (1).

Tous les mouvements des animaux sont donc liés à une
consommation du calorique produit par les combustions
organiques, comme le mouvement, le travail d'une machine
à vapeur l'est à une consommation du calorique fourni par le
foyer.

En s'appuyant sur les expériences de Boussingault, le
docteur Mayer est arrivé à ce résultat, que la quantité de
calorique animal qui est transformée en effet mécanique chez
les mammifères très actifs (cheval), est au maximum le 1/5 de
la chaleur totale ; les 4/5 restants sont employés à produire de
la chaleur sensible. C'est précisément la proportion que l'on
observe dans les machines à vapeur ; les bonnes machines à
vapeur n'utilisent guère que le cinquième du calorique que la
vapeur possède à sa sortie de la chaudière (2).

L'animal est une machine à feu qui transforme la chaleur
en travail. Chez les animaux supérieurs, le tissu musculaire
est l'agent principal de cette transformation.

(1) Ganot. Trait. physiq. 273.
(2) Il y a similitude, quant au principe de construction, entre les moteurs
vivants et nos moteurs inanimés.

L'homme s'élève au dessus des autres animaux par l'intelligence qui marque sa véritable grandeur.

L'instinct de l'animal qui n'a nul besoin d'apprentissage et qui ne perfectionne rien, n'est que le mouvement réglé invariablement par son organisation.

Les sciences et les arts attestent la sublimité de l'intelligence humaine, comme les êtres et les mondes sont les témoins irrécusables d'une intelligence créatrice Souveraine.

Ainsi donc tout est mouvement dans le monde inorganique; les dernières particules de la matière ne manifestent leur existence que par le mouvement, et les mouvements des atomes sont réglés par une loi immuable, avec une précision aussi rigoureuse que la course des astres et des planètes.

Tout est mouvement dans l'organisme vivant, et tous ces mouvements sont dirigés dans les atomes, les cellules, les tissus et les êtres pour concourir au but de la vie : conservation de l'individu et de l'espèce.

Les savants modernes, MM. Mayer et Hirn en tête, ont démontré la filiation qui existe entre le mouvement ou la matière inorganique et le mouvement organique, entre la physique et la physiologie. Ils ont rattaché les anneaux manquants à la chaîne des phénomènes naturels, ils ont fondé l'unité dans toutes les sciences naturelles.

La loi éternelle qui préside au mouvement vital est inconnue; mais cette loi n'est pas l'attraction en raison de la masse, en raison inverse du carré de la distance.

« La physiologie, écrivait Magendie en 1816, en est justement, dans ce moment, au point où en étaient les sciences » physiques avant Newton : elle attend qu'un génie de » premier ordre vienne découvrir les lois des phénomènes de » la vie, de la même manière que Newton a fait connaître les » lois de l'attraction. » Cela est encore vrai aujourd'hui; nous étudions l'application, nous connaissons le but immédiat, mais nous ne sommes pas parvenus à trouver la formule de la loi vitale.

Peut-être l'attraction de Newton n'est-elle qu'un cas particulier, d'une loi supérieure qui dirige tout ce qui est, vers un
but encore inconnu. Il est difficile d'admettre, en effet, que le
règne inorganique, les astres, les planètes et le règne végétal
n'existent que pour les besoins ou la satisfaction des animaux.
Il semble que la création doive avoir un but plus élevé,
commun et unique, vers lequel gravitent les mouvements
harmoniques de toute la nature.

La loi du mouvement vital est inconnue.

On a voulu expliquer le mystère par des hypothèses.

Des auteurs ont attribué tous les phénomènes vitaux à
l'action d'une force immatérielle, sorte d'intermédiaire entre
l'âme et le corps, dont la mission serait de diriger avec
intelligence tous les actes organiques vers le but de la vie :
c'est la Force ou le Principe vital.

Mais une force doit nécessairement se manifester par un
mouvement, sinon il serait impossible de savoir qu'elle existe.

Or le mouvement préexiste dans la matière à l'organisation;
tous les mouvements de la chimie vivante sont de la même
essence, que les mouvements des combinaisons et des décompositions inorganiques ; les mouvements de relation, la contraction musculaire reconnaissent pour cause la transformation
de la chaleur, résultant des combinaisons nutritives, en
mouvement, transformation identique à celle qui produit le
travail dans les machines à vapeur. Pour admettre l'existence
d'une force nouvelle dans les êtres vivants, il faudrait démontrer qu'il existe chez eux, des mouvements différents de ceux
qui peuvent naître de la transformation des matières; il faudrait prouver qu'il y a, chez ces êtres, création de matière
nouvelle. Tant que cette preuve n'est pas faite, les expressions
de force, de principe vital ne peuvent avoir d'autre valeur que
celle de mots exprimant une inconnue, la loi de la vie.

Mais les vitalistes-ontologistes, et Hahnemann est du nombre, ne s'en tiennent pas à cette signification restreinte. Ils
admettent l'existence d'une entité positive, d'une force réelle
dominatrice des organes, à laquelle ils attribuent des proprié-

tés, des facultés, des mouvements, des actes véritables ; puis descendant aux nombreux phénomènes de la vie, ils cherchent à présenter ceux-ci comme des effets de la cause spéciale qu'ils ont imaginée ; c'est là une simple hypothèse qui ne s'appuie sur aucun fait, et qui est au contraire démentie par l'analyse des phénomènes de la physique et de la physiologie.

IIe PARTIE.

LE SYSTÈME DE HAHNEMANN.

CHAPITRE I.

L'œuvre de Hahnemann, quoi qu'en dise le Dr Simon son commentateur (1), est un système. Le principe vital qui, de de l'aveu du Dr Simon, est la clef de toute sa méthode, qui est la base de son édifice, qui domine la physiologie, la pathologie et la thérapeutique homœopathiques, est une hypothèse que son illustre maître n'a jamais justifiée, et qui l'a conduit par voie de déduction aux conséquences les plus fausses, les plus manifestement en opposition avec les faits réels.

Qu'est-ce que ce singulier principe vital, cet être immatériel et intelligent, cet esprit doué de raison (2) qui, dans l'état de santé, entretient toutes les parties de l'organisme dans une admirable harmonie vitale, qui dirige la vie de la manière la plus parfaite vers le but élevé de notre existence, et qui devient subitement stupide, grossier, aveugle, impuissant dans la maladie, qui s'épuise contre elle en efforts misérables, incomplets, douloureux souvent dangereux et même mortels ? En vérité, cet être intelligent et autocratique aurait grandement besoin d'être assisté d'une force tutrice, pour sou-

---

(1) Organon. Comment. par Dr L. Simon p. 360 et suivantes.
(2) Organon § 9.

tenir la raison qui l'abandonne si facilement, dans les circonstances où elle lui serait le plus nécessaire.

Hahnemann n'a donc jamais vu guérir spontanément des coryzas, des bronchites, des grippes ou des coqueluches. Mais on voit souvent les maladies les plus graves, des choléras, des typhus, des varioles, des pneumonies, des pleurésies etc. guérir sans médicaments et d'autres guérir avec ou malgré les traitements les plus variés. On voit des fièvres, des inflammations graves guérir avec le traitement de Rasori, de Broussais ou de M. Bouillaud, comme avec la méthode anglaise tout opposée, stimulante et réconfortante de Tood ; on voit les mêmes maladies guérir par le chaud ou par le froid.

J'ai observé récemment une femme enceinte de 6 mois, qui a été atteinte au cours d'une épidémie variolique, d'une rougeole bien caractérisée, sur laquelle est venue s'enter au bout de trois jours, la maladie régnante, une variole confluente sur presque tout le corps. Cette malade n'a pris pendant la durée de sa maladie, aucun autre médicament qu'un léger purgatif au début (15 gram. huile de ricin). Et cependant elle s'est très bien rétablie, elle est accouchée à terme d'un enfant vigoureux, bien portant et indemne de toute trace de la maladie de la mère.

Une organisation qui peut lutter avec succès contre des maladies semblables, ne mérite certes pas d'être traitée d'aveugle et de grossière, comme le fait Hahnemann pour le besoin de son système fantaisiste.

Et dans la guérison d'une fracture, qui donc produit l'épanchement de lymphe plastique, la formation du cal fibreux qui s'ossifie peu à peu au voisinage des os, de manière à rétablir leur continuité ? Est-ce le bandage amidonné ou plâtré ? Hahnemann connaît-il un seul médicament qui puisse, en dehors de l'action vitale naturelle, former du tissu osseux ou fibreux, ou même donner naissance à une seule cellule organisée ? Mais alors le problème de la vie serait bien près d'être résolu, et nous sommes loin de là.

L'observation établit, au contraire, que tous les médicaments, toutes les causes morbifiques (1) n'agissent qu'en provoquant dans les tissus vivants, une réaction différente de celle qui se fait au contact des excitants, normaux. Si la réaction modifiée est bienfaisante, la curation est toujours amenée par l'action, du tissu au contact du modificateur. Celui-ci provoque une action, mais il est incapable de l'exécuter. C'est toujours la réaction vitale qui constitue l'action médicatrice.

Il n'y a, dit Hahnemann, aucune maladie qui ait une cause matérielle. La cause de nos maladies ne saurait être matérielle, puisque la moindre substance matérielle étrangère qu'on introduit dans les vaisseaux, est repoussée tout-à-coup comme un poison par la force vitale, ou, si elle ne peut l'être, occasionne la mort.

Quel nosologiste a jamais vu un virus dartreux, scrofuleux ou goutteux ?

Combien en poids doit-il pénétrer de principe matériel syphilitique ou varioleux dans les humeurs, pour produire la syphilis, ou la variole ?

Combien de fois n'a-t-on pas vu des propos offensants occasionner une fièvre bilieuse, des émotions morales entraîner la mort. Où est alors le principe morbifique matériel qui s'est glissé en substance dans le corps, et qui a produit la maladie ?

Hahnemann aborde hardiment toutes les questions fondamentales de la science, et il les résout aisément toutes, même les plus ardues, à coups d'affirmations et de négations.

La cause immédiate de la plupart des maladies est inconnue ; peut-être les recherches de M. Pasteur contribueront-elles à éclaircir un peu cet obscur problème.

Les émotions morales peuvent occasionner des maladies où des accidents graves, le fait est incontestable, comment cette cause agit-elle ? on n'en sait rien.

(1) Il faut excepter les parasites végétaux ou animaux dont l'action peut être plus compliquée.

L'haleine des malades, leurs déjections, le contact des vêtements ou d'autres objets ayant servi, une lettre, des marchandises peuvent transmettre certaines maladies, même à de grandes distances. Cela est certain pour la variole, la rougeole, le typhus, le choléra, la peste etc., maladies qui pour cette raison sont dites à contage diffusible. Ici le mode de transmission de la cause est plus facile à comprendre. L'air emprisonné, les effets sont les véhicules qui transportent et communiquent la cause matérielle infectieuse. Le transport, la diffusion de particules organiques, de germes ou de microbes morbifères, dans les maladies qui se transmettent et se répandent sans contact direct, ont été démontrés par M. Tyndall et d'autres savants (1).

Mais jamais on n'a vu les émotions morales ou le contact médiat produire la syphilis, la goutte ou le scorbut.

Jamais on n'a vu l'inoculation du virus syphilitique développer la variole ou la rougeole, le typhus ou le choléra, ni un vaccin pur transmettre la goutte, le choléra, la scrofule, la rougeole ou la peste.

Un courant d'air peut occasionner indifféremment une pneumonie, une pleurésie, une arthrite, une phtisie, une hémorrhagie ou une hydropisie suivant l'opportunité morbide de l'individu. Mais certaines maladies reconnaissent une cause spéciale, et cette cause venant à agir, produit toujours la maladie qui lui correspond. Jamais un courant d'air n'a produit la syphilis, la scrofule ou le charbon.

Combien faut-il en poids de virus pour produire la syphilis ? On n'en sait rien. Spallanzani délaye 15 centigram. de sperme de crapaud dans plus de 500 gram. d'eau ; puis prenant une goutte de ce liquide, il trouve que cette goutte suffit pour opérer la fécondation d'un certain nombre d'œufs. Il est probable qu'il faut de même, infiniment peu de virus pour engendre r la syphilis, mais certainement il en faut.

(1) Jaccoud.. Path. int. t. II. p. 92.

Qui a jamais vu un virus dartreux, scrofuleux ou goutteux ? Personne sans doute, mais cela ne prouve pas qu'on ne le découvrira pas un jour ; déjà M. Pasteur a trouvé les microbes générateurs du pus, de la septicémie et de la maladie charbonneuse.

Hahnemann ne tient pas suffisamment compte des faits, son esprit s'accommode mal des lenteurs de la méthode analytique. Toutes les causes des maladies sont spirituelles ; cela nivèle, décide et résout toutes les difficultés croit-il.

Mais cependant l'esprit qui donne la variole ne peut pas être le même que celui qui transmet la syphilis, et celui-ci doit être différent de l'esprit de la peste ou du choléra. Il faut donc admettre au moins autant d'esprits différents qu'il y a de maladies spéciales, contagieuses ou inoculables. Et les pays à maladies endémiques ou épidémiques, sont sans doute habités ou visités par des esprits malins casaniers ou nomades,

La thérapeutique devient une lutte contre ces êtres malfaisants, une espèce d'exorcisme. Hahnemann attribue en effet, une grande action curative au mesmérisme ; une seule passe magnétique bien intentionnée, met l'ennemi en fuite (1).

Une force *immatérielle*, cachée dans l'essence intime des » médicaments, leur donne la faculté de modifier l'état du » corps humain et par cela même de guérir les maladies (Or- » gan. § 20). Ce n'est pas par les forces chimiques ou physi- « ques que les médicaments sont médicaments (Org. p. 394) Tout cela est très logique.

L'absorption d'un grand nombre de substances, et leur passage dans le sang, les humeurs et les tissus sont des faits indéniables, et qui peuvent être constatés tous les jours à

---

(1) Une seule passe guérit les hémorrhagies utérines, même à leur dernière période quand elles sont sur le point de causer la mort, la congestion cérébrale, l'insomnie avec malaise, les ulcères anciens, la goutte, la paralysie d'un membre ; elle réveille les personnes plongées dans un sommeil léthargique etc. Organ. § 293 et § 294.

l'aide des réactifs. La plupart des médicaments n'agissent même qu'à la condition d'être absorbés.

Certaines substances telles que la garance, l'arsenic, le mercure, le cuivre etc. peuvent séjourner dans l'économie, pendant des mois et même des années, sans qu'il en résulte les désordres annoncés par Hahnemann, la putréfaction, la gangrène et la mort.

Magendie a injecté plusieurs fois 25 centigr. d'émétique dans les veines des animaux, sans provoquer d'autres accidents que le vomissement.

Cl. Bernard a injecté du sulfate de soude dans le sang, et il n'a observé que l'effet purgatif.

Chez l'homme on a injecté dans les veines, du chlorure de sodium, du chloral (Oré), de l'Ammoniaque, du Mercure et d'autres médicaments dans un but thérapeutique.

Toute cette partie du système de Hahnemann est un roman qui ne s'appuie sur aucune réalité. Son auteur ne tient aucun compte ni de l'observation ni des résultats de l'expérimentation; il se contente de nier et d'affirmer sans la moindre preuve. Il est vrai qu'après avoir flétri en termes courroucés la pratique médicale ordinaire il dit : Il était temps que la sagesse du divin Créateur et Conservateur des hommes mit fin à ces abominations, à ces tortures et qu'elle fit apparaître une médecine inverse. — Il était temps qu'elle fit découvrir l'homœopathie (1). Et dans le § 76 : Le Tout-Puissant en *créant l'homœopathie*, ne nous a donné des armes que contre les maladies naturelles.

A la bonne heure, voilà l'homœopathie passée à l'état de Vérité révélée.

Il ne peut pas plus y avoir d'autre vraie méthode de guérir les maladies que l'homœopathie, qu'il n'est possible de tirer plus d'une ligne droite entre deux points donnés (2). Evidem-

(1) Organ. p. 110.
(2) Organ. § 109. Note.

ment si Dieu a parlé, il ne reste plus qu'à s'incliner. Malheureusement l'apôtre de la Vérité a oublié de produire les titres qui établissent sa mission surnaturelle.

Quelle utilité peuvent donc avoir dans un système révélé, les recherches minutieuses et pénibles, les expériences rigoureuses des savants? A quoi bon tous ces labeurs fatigants? La Vérité même a parlé, il ne faut qu'écouter sa voix.

De pareilles idées doivent être repoussées bien loin hors de la science, parce qu'elles sont ennemies du progrès, parce qu'elles rendraient stériles les découvertes les plus précieuses, parce qu'elles sont injustes pour tant de savants illustres, dont elles méconnaissent arbitrairement les laborieux et importants travaux.

Il est regrettable que Hahnemann se soit laissé entraîner, par le désir de jouer un rôle éclatant, à entreprendre de renverser tout ce qui existait avant lui, et de reconstruire un édifice nouveau et complet sur un fondement aussi fragile qu'une simple hypothèse. Cette tentative inconsidérée est cause qu'il n'a pas occupé dès le début, la place honorable que ses travaux auraient dû lui assigner parmi les savants.

Car son œuvre, débarrassée de la forme et des exigences systématiques qui la dénaturent, renferme, à l'adresse de la médecine scolastique, des critiques très fondées et des idées nouvelles et justes qui contribueront peut-être un jour à la rénovation de la thérapeutique. Il serait bien étrange, en effet, que l'œuvre de Hahnemann et de ses élèves, œuvre considérable par le nombre des publications auxquelles elle a donné lieu, ne renfermât pas au moins une portion de vérité. Car après tout, le fondateur de l'homœopathie est un savant, systématique et absolu sans doute, mais certainement aussi, observateur patient et surtout travailleur infatigable. Sa vie et ses œuvres en témoignent (1).

_____

(1) Voir Organon. Notice sur la vie et les travaux de S. Hahnemann par le Dr S. Simon.

Mais les hommes positifs, ceux qui ne veulent rien admettre sans preuves, révoltés de voir une doctrine médicale entière- ment nouvelle subversive de toutes leurs idées, fondée sur une base imaginaire; rébutés d'un autre coté par les exagéra- tions, les contradictions, le langage mystique de cet homme, qui s'annonce impérieusement comme le réformateur de la médecine, ont repoussé l'œuvre en bloc sans l'approfondir, et dans leurs critiques, ils ont dépassé parfois les limites de l'impartialité, en attribuant à Hahnemann ce qu'il n'a pas dit et en lui adressant des reproches qu'il n'a pas mérités.

D'autres, séduits par la perspective de trouver sans efforts la solution des questions les plus ardues, impatients de sortir enfin de l'incertitude et de l'impuissance, ont embrassé le sys- tème avec ardeur, et ont défendu leur maître avec une exagé- ration passionnée.

Il en résulte que la doctrine de Hahnemann n'est pas en général bien connue.

CHAPITRE II.

On a reproché à Hahnemann de ne pas tenir compte de l'anatomie pathologique. C'est une erreur.

Dans les paragraphes que j'ai cités de l'Organon, Hahnemann dit : Que la force vitale soumise à l'influence d'une cause morbide, montre son désaccord dans les maladies, par une manifestation anormale dans la manière de sentir (troubles de la sensibilité) et d'agir (troubles fonctionnels). Ces phénomènes morbides, expriment en même temps tout *le changement interne*, ils mettent la maladie entière en évidence.— La guérison, qui succède à l'anéantissement de tout l'ensemble des signes et accidents perceptibles de la maladie, ayant en même temps pour résultat la disparition *du changement intérieur*, sur lequel cette dernière se fonde etc.

Le changement intérieur dont il parle comprend évidemment l'altération anatomique ; mais il est vrai qu'il n'accorde pas à celle-ci une grande importance pratique, et en cela, il a, je pense, raison.

C'est ce que je vais essayer de démontrer.

D'après Hahnemann, la thérapeutique doit être active dans toutes les maladies, la force vitale étant impuissante par elle-même, pour amener la guérison ; il n'admet pas qu'une maladie doive parcourir fatalement un cours régulier, et passer par des phases déterminées (1).

L'altération anatomique est effet et non pas cause de mala-

(1) Il repousse ainsi le Naturisme.

die; sa connaissance contribue à préciser le diagnostic et à établir le pronostic, mais elle est inféconde pour la recherche des moyens thérapeutiques convenables (1).

Pour l'école anatomo-pathologique, l'altération organique est la base rationnelle de la thérapeutique.

Mais l'observation montre évidemment, que toutes les altérations matérielles appréciables, tubercules, cancers, néo-plasies, néomembranes, hyperplasies, hypertrophies, pus etc. sont engendrées par un travail vital pathogénétique. Une sclérose, des tubercules, un cancer ne viennent pas s'implanter tout formés dans un organe.

La structure plus ou moins bien connue du produit patho-logique caractérise, aux yeux des anatomistes, l'espèce de travail morbide, mais elle ne fait pas connaître l'essence de la maladie, elle n'enseigne pas le pourquoi ni le comment de la formation tuberculeuse, par exemple, et elle n'indique aucun moyen capable de la combattre.

Prenons pour exemple, l'évolution anatomique du pro-cessus inflammatoire.

D'après les recherches des savants les plus autorisés (2), l'inflammation doit être considérée comme un désordre de la nutrition, consistant au début, dans l'exagération temporaire de l'activité nutritive des tissus, exagération provoquée par une impression anormale dite irritante.

Or la cellule vivante, envisagée dans l'entièreté de sa con-stitution complexe chez les animaux supérieurs (avec les relations vasculaires et nerveuses nécessaires à sa vie), est le siège de tous les actes nutritifs. L'inflammation est donc une exagération et plus tard une perversion ou une annihilation d'action de la cellule, provoquées par un excitant anormal, un irritant interne ou venu du dehors.

Le désordre cellulaire, *l'hypernutrition cellulaire est la*

---

(1) Organ. Introd. p. 63 et Comment. par Dr Simon p. 458.
(2) Voir Trait. patholog. de M. Jaccoud, tom. I. Processus morbides communs.

maladie même, elle est la cause de tous les troubles, de toutes les lésions inflammatoires. Elle se manifeste au début dans les cellules, par leur augmentation de volume et par une prolifération granulo-albumineuse.

L'irritation nutritive augmente l'attraction exosmotique entre la cellule et les vaisseaux plasmatiques ; le liquide transsude en plus grande quantité et avec plus de force, car il renferme des leucocytes et quelquefois des globules rouges. Bientôt l'exsudat se coagule (exsudat fibrineux, séro-fibrineux, séreux, muqueux).

Après cette première phase, la résolution peut se faire, avec ou sans formation cellulaire ou granuleuse nouvelles, par liquéfaction de l'exsudat et résorption.

Si la substance plasmatique n'est pas résorbée, elle subit d'autres transformations. Elle peut s'organiser. Si les cellules primitives continuent à fonctionner, elles agissent sur le plasma en le transformant en cellules organiques semblables à elles-mêmes ; il y a hypernutrition et multiplication cellulaire exagérée, hyperplasie, hypertrophie.

Mais souvent les cellules originelles, encombrées, pressées par les liquides ne peuvent suffire à cette action, elles sont gênées dans leurs fonctions, quelquefois même elles meurent par compression directe ou par thrombose des petits vaisseaux. L'exsudat qui est vivant, qui est doué d'une susceptibilité d'organisation ou de transformation, s'organise en dehors de l'influence formative des cellules normales, et il se forme des néoplasies membraneuses ou interstitielles (sclérose) qui deviennent une cause d'atrophie et de nécrose par compression, des éléments parenchymateux.

Ces néoformations peuvent se vasculariser, se pénétrer de nerfs et devenir persistantes ; c'est un tissu nouveau qui s'est développé dans un organe ; elles peuvent aussi subir des transformations décadentes. La plus fréquente est la régression nécrobiotique, par compression directe et thrombose, la dégénérescence graisseuse, la caséification, l'état athéromateux. Cet état peut persister plus ou moins longtemps, avec ou sans enkystement du produit, ou bien la matière nécrosée se ramollit, est éliminée, il y a ulcération ou caverne. Mais quelquefois aussi les parties liquides sont résorbées, la partie solide devient dure, s'incruste de sels calcaires, il y a crétification.

Enfin l'inflammation peut aboutir à une formation cellulaire transitoire de pus, et chez les individus prédisposés à la production de granulations tuberculeuses ou de cancer.

Telle est en abrégé, la genèse des altérations anatomiques inflammatoires. Quelles sont les indications pratiques qui en résultent?

Du moment qu'un excitant a provoqué dans les cellules l'irritation nutritive, qui est l'essence de l'inflammation, l'anatomie éclairée par la génésie pathologique, n'indique aucun moyen capable d'arrêter ou de limiter l'attraction exosmotique augmentée ni le processus exsudatif et proliférateur, l'intussusception cellulaire exagérée.

On ne pourrait intervenir efficacement que dans le seul cas, où l'inflammation serait occasionnée et entretenue par une cause saisissable qu'il fût possible d'éloigner, comme la présence de corps étrangers, l'existence de parasites.

La saignée, la digitale, les contro-stimulants peuvent bien, en diminuant la pression intra-vasculaire, modérer une des causes qui règlent physiquement l'abondance de la transsudation, mais ils ne peuvent rien contre l'appel vital exagéré, résultant de l'irritation cellulaire. Car la congestion qui accompagne le début de beaucoup d'inflammations, n'est pas le premier degré de la phlegmasie, mais un épiphénomène, conséquence de l'attraction des liquides nutritifs par la cellule irritée ; ce qui le prouve c'est que des congestions peuvent persister pendant des mois, sans produire l'acte vital hypernutritif, comme on le voit pour les congestions qui accompagnent les maladies du cœur, et pour celles de la face consécutives à la section du sympathique cervical. Dans les tissus blancs, au contraire, le premier acte de l'inflammation se passe sans hypérémie rouge (1).

La saignée, autrefois l'antiphlogistique par excellence, présente au contraire plusieurs désavantages.

En effet, les analyses du sang faites par MM. Andral et Gavarret (2), analyses qui portent sur 360 saignées pratiquées chez 200 malades, montrent que, sauf quelques rares exceptions, la saignée augmente la proportion d'eau du sang, soit en diminuant les globules, soit plus rarement en diminuant la proportion des matériaux solides du sérum. La densité du sang diminue.

Or les échanges nutritifs sont soumis aux lois physiques de l'osmose.

L'hydratation du sang élève la chaleur spécifique de ce liquide, et le met dans un état physique qui diminue l'absorption et favorise au contraire la transsudation.

La direction et l'intensité des courants d'endosmose sont réglées, en effet, par les différences de chaleur spécifique (3) des liquides; et cette chaleur s'élève ou s'abaisse pour les solutions ayant une composition chimique analogue, comme celles en présence dans les échanges nutritifs, avec l'hydratation et la concentration des solutions.

Ainsi la saignée en diminuant la pression intra-vasculaire, modère la transsudation; mais elle a l'inconvénient, dans presque tous les cas, d'augmenter la proportion relative d'eau dans le sang et de le mettre ainsi dans des conditions physiques favorables, pour répondre à l'appel plastique exagéré suite de l'irritation cellulaire.

(1) Cela semble confirmer l'opinion des savants qui considèrent les vaisseaux blancs comme les véhicules principaux du liquide nutritif et de l'exsudat inflammatoire.

(2) Recherch. sur les modific. de proport. de quelq. princip. du sang dans les maladies par MM. Andral et Gavarret. Extr. des annales de chimie tom. LXXV.

(3) Le courant d'endosmose se dirige du liquide dont la chaleur spécifique est la plus élevée vers celui qui l'a plus petite.

Avantage d'un coté, nuisance de l'autre doivent mettre souvent le médecin anatomiste dans une grande perplexité.

La saignée ne constitue qu'un palliatif souvent incertain. La pratique ni la théorie ne prouvent qu'elle combatte l'acte vital inflammatoire. L'anémie et l'hydrémie ne créent pas une immunité contre l'inflammation, ni un obstacle à son développemement, et elles mettent le malade dans des conditions défavorables pour résister aux désordres fonctionnels et organiques résultant de l'évolution ultérieure du processus morbide et à l'autophagie fébrile.

Dans le stade plus avancé de l'inflammation, quand l'exsudat coagulé est en voie de transformation ou d'organisation propre, l'indication serait de provoquer le processus résolutif ou régressif le plus avantageux; mais on ignore sous l'influence de quel modificateur, le travail d'irritation nutritive déviée, tantôt se termine spontanément par résolution, tantôt aboutit à des néoformations et à la nécrobiose. On ne connaît aucun moyen de provoquer l'un ou l'autre de ces processus.

Or l'évolution anatomique n'indique pas d'autres modes de disparition des produits inflammatoires, que la résolution, la régression soit par liquéfaction et résorption, soit par nécrobiose, ramollissement et expulsion.

Restent à la pratique les moyens mécaniques chirurgicaux, l'extirpation des morbiformations; mais ces moyens, impraticables dans les affections internes, ne sont vraiment efficaces que dans les cas où, le processus générateur étant épuisé, le produit seul reste. Tous les jours, on voit l'ablation de tumeurs cancéreuses être suivie de reproduction; or on ne connaît aucun moyen d'éteindre le processus cancéro-génésique.

La pratique ne confirme malheureusement que trop, les conclusions désolantes de l'histogénie pathologique.

Voici ce que dit du traitement des inflammations, M. S. Jaccoud, professeur de Pathologie à la Faculté de Paris, et médecin de l'hopital Lariboisière, par conséquent très compétent pour juger les résultats de la thérapeutique (1).

(1) Trait. Pathol. int. par S. Jaccoud, tom. I p. 79.

« L'inflammation n'est par elle-même, la source d'aucune
» indication thérapeutique définie ; elle ne relève d'aucune
»méthode exclusive, pas plus de la médication antiphlogistique
» que de la médication tonique ou stimulante. Les indications
» sont fournies par la manière d'être générale de l'organisme
,» en présence de l'acte morbide qu'il accomplit, et *accessoi-*
» *rement* par le siège de la lésion, c'est-à-dire par l'importance
» et le *mode fonctionnel* de l'organe atteint.

» Il est une conséquence pratique de premier ordre, qui est
» directement fournie par l'étude de l'évolution anatomique
» du processus inflammatoire, c'est la suivante : lorsque le
» tissu vivant a répondu à la provocation irritative qu'il a
» subie, c'est-à-dire lorsque l'inflammation est constituée, la
» résolution est la terminaison la plus prompte qui puisse être
» obtenue ; or quelque rapide, quelque précoce qu'elle soit,
» elle ne peut avoir lieu avant que la phase d'irritation nutri-
» tive ait accompli son évolution naturelle. En démontrant
» que cette évolution comprend des opérations multiples,
» (exosmose vasculaire, formation de l'exsudat etc.) qui exi-
» gent fatalement un certain temps, la pathogénie et l'anatomie
» pathologique nous enseignent avec une lumineuse évidence,
» que l'*inflammation ne peut être arrêtée dans sa marche* ;
» que dès lors, il n'y a pas de traitement qui puisse couper
» court à l'hypernutrition locale, et que la résolution est avant
» tout l'œuvre du temps ; de là une indication fondamentale
» et constante qui est celle-ci : mettre le malade en des condi-
» tions telles qu'il puisse attendre et seconder l'*accomplisse-*
» *ment normal* du travail pathologique; ce précepte domine
» *toute la thérapeutique.*

Et à propos de la pneumonie : (Jaccoud tom. I p. 1042).

» Maladie à cycle défini, comme la variole ou la rougeole,
» la pneumonie ne présente aucune indication *causale ou*
» *pathogénétique*, et l'évolution naturelle de la lésion ne peut
» être abrégée d'une heure. Il n'y a ici que des *indications*
» *symptomatiques*

» Les indications symptomatiques ne sont en *aucun cas*
» *fournies par la lésion sur laquelle nous ne pouvons quoi*
» *que ce soit.* »

En définitive, la Médecine basée sur l'anatomie et la pathogénésie aboutit à un aveu d'impuissance. Nous voilà loin des méthodes jugulantes et abortives.

L'étude du processus tuberculeux et des autres néoformations conduit à la même conclusion.

La tuberculose vraie, primitive, la granulation grise est une production cellulo-nucléaire, résultant d'une action irritative cellulaire, analogue à celle qui produit les exsudats et les néoformations inflammatoires.

Mais l'irritation cellulaire phymatogène (Jaccoud), diffère de l'irritation formative inflammatoire, en ce que la première donne naissance à des produits, qui sont inaptes à une organisation supérieure et qui ne sont pas susceptibles, comme les exsudats inflammatoires, d'être résorbés ou éliminés après liquéfaction simple.

Au bout d'un certain temps, les granulations tuberculeuses subissent la nécrobiose et le ramollissement graisseux, et alors seulement, elles deviennent propres à l'élimination. L'expulsion des produits morts entraîne l'ulcération, la caverne.

L'exsudat et les formations d'origine inflammatoire, peuvent aussi, dans le cours de leur évolution, être frappés de la nécrobiose graisseuse par compression et thrombose des capillaires environnants, et alors, la marche ultérieure des produits devient tout-à-fait semblable à celle des granulations primitivement tuberculeuses. D'après la statistique, le processus inflammatoire est même le mode le plus fréquent de la production caséeuse.

L'observation a démontré que la caséification, soit des granulations tuberculeuses, soit des exsudats inflammatoires, peut être arrêtée dans sa marche et régresser sans élimination des produits, par la dessication avec résorption des matières organiques; les sels calcaires restent, et les produits morbides sont transformés en concrétions crétacées.

La caverne qui suit l'élimination des matières nécrosées peut également se cicatriser définitivement, si la formation granuleuse vient à cesser et que le ramollissement granulo-graisseux s'arrête (Jaccoud).

Tous ces faits éclaircissent beaucoup la genèse tuberculeuse et caséeuse, et prouvent d'une manière certaine la curabilité de la phtisie pulmonaire, même arrivée au dernier degré; mais ils n'indiquent guère de moyen pour intervenir activement dans le processus morbide, soit pour l'arrêter, soit pour le diriger vers la terminaison la plus avantageuse pour le malade. Ils n'indiquent aucun moyen de modifier l'irritation phymatogène, d'enrayer ou de modérer les poussées granuleuses, aucun moyen pour empêcher la nécrobiose graisseuse des exsudats pneumoniques, ou pour provoquer le processus qui amène la dessication et la crétification de l'atrophie granulograisseuse, aucun moyen pour arrêter le ramollissement, limiter l'ulcération et produire la cicatrisation des cavernes.

Toute la thérapeutique recommandée par les auteurs est basée sur cette considération, que la débilité constitutionnelle ou acquise, celle résultant de la maladie même, et les processus congestif et inflammatoire, sont ordinairement des conditions défavorables à une terminaison heureuse. Mais l'hectisie est malheureusement beaucoup plus facile à constater qu'à combattre, par cela même qu'elle est ou une dyscrasie tuberculeuse générale héréditaire ou acquise, ou bien qu'elle est amenée par les désordres locaux tuberculeux et caséeux; et les accidents d'apparence inflammatoire, qui ne sont ordinairement que des épiphénomènes d'une poussée granuleuse ou d'un travail de ramollissement et d'ulcération, ne sont jamais combattus efficacement.

Au reste ces indications sont symptomatiques et générales, elles s'appliquent à toutes les maladies précédées ou accompagnées de détérioration constitutionnelle, elles n'impliquent rien de spécial pour un processus morbide particulier.

M. Félix Boudet a analysé les concrétions calcaires et crétacées qui sont les résidus de la régression inorganique des tubercules, et il a trouvé qu'elles étaient formées de phosphate et de carbonate de chaux, de silice, d'oxyde de fer, de chlorure de sodium, de phosphate et de sulfate de soude et de traces de potasse.

Des médecins, Herzog, Pascal, Cless, Amédée Latour et

d'autres, se basant sur la composition de ce produit de désorganisation, ont administré dans la phtisie pulmonaire, les sels de chaux et de soude, dans l'espoir d'amener l'atrophie crétacée des tubercules ; mais le résultat n'a pas répondu à leur espérance.

M. le docteur Churchill attribuant une grande influence, dans le développement de la tuberculose, à la diminution constatée dans l'économie du phosphore, a conseillé l'administration des hypophosphites surtout de ceux de chaux, de soude et de potasse. Le succès n'est pas venu consacrer cette pratique.

Le rachitisme qui dépend d'un défaut de calcification des éléments chondro-fibroïdes des os, l'ostéomalacie qui résulte de leur décalcification, ont été traités, sans grand bénéfice, par les divers sels de chaux.

C'est que, les combinaisons et les décompositions organiques qui se font dans les corps vivants, n'obéissent pas aux lois de la chimie ordinaire ; il ne suffit pas de présenter à l'économie, les éléments qui entrent dans la composition des tissus, pour que l'acte vital qui produit des combinaisons déterminées s'effectue. Il ne suffit pas d'administrer du fer à l'intérieur, pour amener la coloration noire d'un iris bleu ou gris, ou de cheveux blancs ou roux.

C'est la loi vitale inconnue qui dirige le mouvement organisé. C'est le processus régressif qu'il faudrait savoir provoquer dans la caséification pulmonaire.

Ainsi les indications sont purement symptomatiques dans les phlegmasies et les autres néoformations. A ces deux grandes classes de maladies, nous pouvons joindre celles, que l'on range ordinairement sous la dénomination insignifiante de Névroses et les Fièvres.

La variole, la rougeole, la scarlatine, la fièvre typhoïde ne peuvent être enrayées dans leur marche. Seules, les fièvres maremmatiques et quelquefois les autres pyrexies intermittentes peuvent être coupées par la médication quinique.

Polli et C. Binz regardent l'intoxication paludéenne comme une fermentation, et le quinquina comme un agent anti-zymotique. Mais ce n'est là qu'une hypothèse, et en réalité on ne sait pas pourquoi, ni comment le quinquina guérit. Par son origine, l'écorce du Perou appartient à l'empirisme ; la science ne l'a pas fait découvrir et elle n'a rien fait connaître encore sur le mode intime de son action.

Toutes les autres fièvres ne permettent de remplir que l'indication de modérer la chaleur et l'accélération du pouls, symptômes d'une combustion organique exagérée.

Il existe en Angleterre une méthode, dite de Todd, qui consiste à administrer aux fébricitants de l'alcool à haute dose. Cette méthode a été adoptée en France.

Des raisons diverses ont été données pour expliquer les bons effets de l'alcool dans les maladies avec fièvre. D'après les expériences de Hammond (1), l'alcool aurait pour effet de diminuer directement les combustions organiques. Ainsi MM. Hammond, Backer, Marvaud ont constaté, après l'administration de l'alcool, une diminution dans la quantité d'acide carbonique exhalé et dans la proportion d'urée contenue dans les urines. Mais cette réduction n'a pas été observée par M. Perin ni par M Duchek. Si le fait de la réduction était constant, l'alcool serait le remède le plus rationnel pour combattre le symptôme fièvre.

D'autres auteurs pensent que l'alcool sert lui-même d'aliment à la combustion fébrile, et préserve ainsi les tissus de l'autophagie. Dans cette interprétation la médication alcoolique, se rapproche beaucoup de la méthode homœopathique, car alors c'est traiter une combustion exagérée, un incendie, en lui fournissant du combustible.

La congestion sanguine, qui est l'altération anatomique la plus simple, est la seule qui, en l'absence d'indication causale dominante, permette d'instituer un traitement basé sur la connaissance du changement organique, l'accumulation d'une quantité anormale de sang dans les vaisseaux.

(1) Trait. thérap. Trousseau et Pidoux, t. II. p. 804.

C'est que, alors, il n'y a pas perturbation primitive dans l'action des éléments cellulaires des tissus qui sont le siège de cette congestion. Tous les troubles fonctionnels que cause l'hypérémie, sont le fait immédiat de l'accumulation mécanique du sang, et des modifications qui en résultent nécessairement dans *les conditions physiques* des liquides et des solides.

Dans ce cas, la saignée et les révulsifs agissent sur le changement physique survenu et produisent la guérison. Mais ces moyens ne sont réellement curatifs, que dans les congestions essentielles non symptomatiques; dans les autres, ils ne constituent que des palliatifs trop souvent insuffisants.

Quelle est donc la valeur pratique de l'anatomie pathologique? Quelle est la signification de la lésion organique?

En physiologie comme en physique, il faut partir de la notion d'identité de matière et de force, de cellule et d'action cellulaire, d'organe et de fonction. Le trouble fonctionnel est inséparable du changement matériel, physique, chimique, morphologique, L'anatomie microscopique et l'organogénie sont d'accord pour admettre que la cellule est l'élément formatif des êtres. La réunion d'un certain nombre de cellules forme un organe, l'ensemble de tous les organes forme un corps; l'action d'un certain nombre de cellules constitue la fonction d'un organe comme l'action coordonnée de toutes les cellules constitue la vie de l'être.

Toutes les cellules sont organisées de manière à répondre par une action spéciale, nécessaire et invariable au contact des excitants normaux; quand un stimulant étranger vient à agir sur la cellule, celle-ci répond par une action autre que l'action régulière, elle agit anormalement, maladivement.

A moins de retomber dans l'hypothèse insoutenable d'une force vitale distincte et indépendante des organes, et de renier les conquêtes de la physiologie expérimentale, il faut admettre que l'excitant anormal a provoqué dans la cellule un changement matériel quelconque, changement physique dans la position des atomes qui la constitue, changement chimique, polarique ou morphique.

La cellule ne peut pas se manifester par une action autre, si elle est restée identiquement la même. L'altération, dite anatomique, marche de pair avec l'altération fonctionnelle, elle est un symptôme, une manifestation de la maladie cellulaire au même titre que le trouble dit physiologique,

Quand un petit nombre de cellules agissent morbidement, ce désordre peut passer inaperçu, ce qui arrive sans doute fréquemment, surtout au début des maladies chroniques. Mais quand l'action d'un grand nombre des cellules formant un organe est pervertie, cette perturbation devient sensible dans le fonctionnement de l'organe; le trouble fonctionnel apparaît, c'est le cri des organes souffrants (Broussais). La modification anatomique est inséparable du symptôme physiologique, elle marche parallèlement avec lui; mais on observe en physiologie, ce que l'on constate en physique et en chimie, à savoir que l'effet produit n'est pas toujours en proportion avec la quantité de matière agissante. On voit des troubles physiologiques profonds coïncider, avec une modification anatomique en apparence tellement peu marquée, qu'elle n'est pas appréciable par nos sens aidés des instruments qui étendent leur portée. Les névroses troublent profondément la santé bien que le plus souvent, on ne parvienne à constater aucun changement anatomique. Cependant celui-ci doit exister.

L'altération anatomique n'est qu'un des symptômes de la maladie, et ce symptôme ne peut être reconnu que quand le changement est assez grand pour faire impression sur nos sens seuls, ou aidés d'instruments qui les perfectionnent, tels que le microscope et les procédés d'analyse chimique. A cet égard il faut distinguer entre les lésions des parties extérieures et celles des organes internes; les premières peuvent être constatées directement et plus tôt que les secondes. L'alteration interne ne peut être examinée directement que quand, par suite des progrès de la maladie, des produits morbides, des débris altérés se font jour au dehors (crachats contenant des débris de poumon, cancers ulcérés etc), ce qui n'a guère lieu qu'à une période déjà avancée de la maladie. Avant cette époque on peut bien, à l'aide de l'auscultation, de la percussion et de la mensuration médiates d'un organe, constater qu'il est survenu des modifications dans ses qualités physiques, mais il est impossible par cet examen, d'acquérir la notion de la spécialité d'altération.

On peut reconnaître qu'il existe une altération pulmonaire, une diminution ou un défaut de perméabilité, un exsudat, une induration de tissu, mais il est impossible de s'assurer si l'induration est inflammatoire, tuberculeuse ou cancéreuse. On ne peut que constater les changements opérés dans quelques unes des propriétés physiques de la partie que l'on explore.

Une caverne donne à la percussion et à l'auscultation les mêmes signes, qu'elle soit granuleuse, cancéreuse ou inflammatoire, on ne peut même pas toujours la distinguer d'une dilatation bronchique.

Dans ces cas, le symptôme anatomique isolé, n'a qu'une valeur·très limitée.

Il y a quelque chose d'artificiel et par suite d'arbitraire dans la classification anatomo-pathologique: Un processus morbide néoformateur est caractérisé et classé d'après le produit qu'il forme ; on nomme processus phymatogène, celui qui aboutit à la production de granulations tuberculeuses, processus inflammatoire, celui qui engendre des altérations considérées comme de nature inflammatoire, processus cancéreux celui qui donne naissance à des tumeurs cancéreuses. Cette distinction, dont l'idée est évidemment inspirée et légitimée par les différences de marche, de gravité, de durée, de terminaison, de transmissibilité, d'hérédité des maladies, est basée dans la Nosologie anatomique, sur les différences histiologiques révélées par le microscope. Mais cet instrument est d'un emploi très restreint sur le vivant, on ne peut pas examiner au microscope les poumons ou le cœur d'un homme malade ; et quoiqu'il remédie beaucoup à l'imperfection du sens de la vue, il est encore cependant bien insuffisant.

Il ne montre aucun différence morphologique entre la cellule tuberculeuse naissante, et les corpuscules qui constituent les ganglions lymphatiques, ou toutes les jeunes cellules soit du pus, soit des globules blancs du sang, entre le tubercule granulo-graisseux et du pus caséeux.

D'après l'observation microscopique, l'altération cellulaire initiale qui caractérise le début de la granulose aiguë, de la pneumonie fibrineuse et de la pneumonie caséeuse est la même dans les trois affections. Ce résultat doit-il être accepté définitivement comme expression de la réalité? N'est-il pas plus probable au contraire, que la spécificité de la perturbation cellulaire primitive échappe au microscope, et que ces trois lésions sont dissemblables à leur début?

N'en serait-il pas de même pour beaucoup d'autres maladies groupées dans la classe encombrée des inflammations?

La laryngite simple catarrhale à frigore, et la laryngite fibrineuse à exsudat membraniforme, le croup a frigore, sont-ils bien certainement des manifestations d'un processus unique? Ces deux affections ne diffèrent-elles, que par le degré de l'évolution ou de l'altération morbide?

Concluons de tout cela que l'altération anatomique est un symptôme de la maladie, et à ce titre elle concourt au diagnostic et aide au pronostic.

Le symptôme anatomique ne peut le plus souvent, être reconnu directement ou médiatement sur le vivant, qu'à une période déjà éloignée du début, et avec d'autant plus de certitude, que l'évolution de la maladie est plus avancée, c'est-à-dire à mesure que diminuent les chances favorables de la thérapeutique. Quelquefois, la nature de l'altération ne peut être précisée, pas même par examen direct sur le cadavre; une caverne ne peut être spécifiée tuberculeuse que s'il y a en même temps dans le poumon des granulations grises ou jaunes. Dans le cas contraire, le diagnostic peut rester incertain.

Quant à sa valeur thérapeutique: l'anatomie pathologique ne peut aboutir qu'à des indications et à une médication physique ou chimique. Celle-ci peut être palliative (emploi des eupeptiques dans certaines dyspepsies, des alcalins dans le pyrosis), elle est rarement curative : parce qu'entre la modification organique et la thérapeutique s'interpose toujours cette grande inconnue : La loi qui dirige l'action vitale cellulaire nutritive, action qui règle la constitution physique, chimique et histiologique des tissus et des liquides de l'économie.

Dans l'état actuel de la science : à l'exception des congestions sanguines idiopathiques, et des maladies qui présentent une indication causale bien déterminée, toutes les autres n'offrent que des indications symptomatiques, ou bien sont justiciables d'un traitement empirique. (syphilis, fièvres paludéennes).

Dans le § 7 de l'Organon, voici comment s'exprime Hahnemann :

» Comme, dans une maladie à l'égard de laquelle il ne se
» présente point à écarter de cause qui manifestement l'occa-
» sionne ou l'entretienne, on ne peut apercevoir autre chose
» que les symptômes, il faut aussi que les symptômes seuls
» servent de guide dans le choix des moyens propres à guérir.
» L'ensemble des symptômes, cette image réfléchie au dehors
» de l'essence intérieure de la maladie, doit être la principale
» ou la seule chose par laquelle le mal donne à connaître le
» médicament dont il a besoin.

C'est une vérité que tout le monde est bien obligé d'admettre, car nous ne connaissons la maladie que par le désordre des fonctions, comme nous ne connaissons de la vie, que ses manifestations. L'essence intime nous échappe.

L'Etiologie, base de la nosologie Hahnemannienne et les symptômes sont les deux sources de l'indication thérapeutique.

Si la physiologie avait progressé comme la physique, la pathogénésie pourrait devenir la base d'une thérapeutique scientifique.

Pour cela il faudrait connaître la loi qui dirige le mouvement vital, il faudrait pénétrer le mystère de l'action cellulaire nutritive et sécrétoire; savoir pourquoi au contact d'un même liquide, les reins forment de l'urine et les mamelles du lait, pourquoi la trame osseuse assimile les sels calcaires et les muscles s'emparent de la fibrine.

Il faudrait connaître le pourquoi et le comment de l'action vitale des causes morbifiques ; pourquoi sous l'influence d'un irritant, l'action cellulaire nutritive se pervertit et devient tantôt hypernutritive, tantôt néoformatrice ; pourquoi l'action cellulaire irrégulière tantôt redevient normale par résolution, tantôt produit des néoformations persistantes, ou se termine par régression avec liquéfaction et résorption ou bien aboutit à la nécrobiose.

Il faudrait ensuite, à l'aide d'expériences nombreuses sur les animaux, rechercher quelles modifications spéciales, chaque médicament imprime aux actes vitaux cellulaires.

Connaissant sous l'influence de quel modificateur, l'action cellulaire pervertie, redevient spontanément normale, connaissant d'un autre coté le changement spécial provoqué dans l'action cellulaire par chaque médicament, il serait possible de mettre l'organisme en demeure d'effectuer le travail résolutif ou régressif le plus favorable, en le mettant dans les conditions requises pour la production de cette action.

Mais en attendant que toutes ces questions soient résolues, il ne reste que l'alternative, ou bien d'abandonner les maladies à leur marche naturelle, et de se borner à des précautions hygiéniques, et à quelques prescriptions anodines destinées à relever le moral du malade et à soutenir le crédit du médecin, ou bien de chercher ailleurs que dans la pathogénésie l'indication des moyens thérapeutiques.

Ce dernier parti est le seul rationnel. En effet, en dehors même de toute théorie scientifique, l'observation a consacré l'action curative réelle de certaines substances dans des maladies graves.

Le quinquina, le mercure, le soufre etc. guérissent, sans que l'on sache pourquoi ni comment, des maladies qui abandonnées à elles-mêmes se terminent quelquefois par la mort. L'empirisme a heureusement, dans ces cas, devancé la science.

Les troubles fonctionnels sont les premiers, et dans beaucoup de cas, les seuls indices qui permettent de reconnaître une maladie.

A défaut d'indication causale ou pathogénétique, le problème d'une thérapeutique active symptomatique se pose ainsi : Mettre en contact avec les tissus un modificateur, qui change l'action irrégulière, maladive, de telle façon qu'au bout d'un certain temps elle redevienne normale.

Il doit y avoir une corrélation entre l'action physiologique spéciale d'un médicament (action sur l'organisme sain), et son action curative dans une maladie déterminée. Le quinquina et le mercure ne guérissent beaucoup de fièvres paludéennes et intermittentes, de névralgies, de rhumatismes et de syphilis qu'en vertu de leur mode spécial de modifier l'action cellulaire vitale. Est-il possible d'induire des résultats thérapeutiques constatés avec certains médicaments, dont on a recherché l'action physiologique, le genre de modification qu'il faut imprimer, dans un cas donné, à l'action cellulaire pervertie, pour la ramener à l'état normal? Est-il possible de donner une formule plus ou moins générale, qui permette de préjuger l'action curative dans une maladie déterminée, d'une substance dont on connaît l'action sur les organes sains?

Une formule semblable, basée sur les résultats de la pratique et contrôlée par des observations ultérieures, ne serait pas scientifique en ce sens, qu'elle ne serait pas une déduction de l'étude des processus morbides, qu'elle serait même peut-être sans aucun rapport avec les connaissances actuelles sur la pathogénésie naturelle, et par conséquent qu'elle n'exprimerait pas pourquoi ni comment un médicament guérit ; mais bien qu'empirique, elle serait un guide d'une utilité incontestable dans la pratique.

Or Hahnemann prétend avoir trouvé la relation qui existe entre l'action pathogénétique et l'action thérapeutique d'un médicament, et il l'a exprimée par la formule : Similia similibus curantur. Les maladies sont guéries par les médicaments qui produisent sur l'homme sain, les symptômes les plus semblables à ceux de la maladie même.

Il justifie la loi homœopathique, par le fait de maladies

guéries naturellement par d'autres maladies présentant des symptômes analogues, et par les résultats pratiques qu'il dit avoir obtenus et que ses élèves confirment.

Nous verrons plus loin, si l'observation est aussi contraire que le prétendent beaucoup de médecins, à cette formule synthétique de Hahnemann.

CHAPITRE III.

Les savants auteurs du Traité de Thérapeutique (9e édition) MM. Trousseau, Pidoux et C. Paul collaborateur, disent en parlant de l'homœopathie :

» L'homœopathie n'est autre chose que la science *des spéci-*
» *fiques à priori*, ou, si l'on veut, c'est une méthode certaine
» pour découvrir ceux de toutes les maladies spécifiques et
» communes, présentes et futures (Introd. LXXX.)

» La loi homœopathique, ou loi de la guérison spécifique
» par les semblables, premier dogme du système de Hahne-
» mann, ne se soutient par aucun coté. Et d'abord, nous
» n'admettons pas un seul spécifique absolu. Il y a loin de là
» à composer, comme Hahnemann, une Matière médicale
» toute de spécifiques. Vouloir que tous les médicaments
» soient tels, c'est supposer que telles sont aussi toutes les
» maladies. (Introd. LXXXI).

» Nous ne connaissons de médicaments spécifiques, dans
» le sens donné à ce mot par les charlatans et par Hahnemann,
» que les contre-poisons capables de neutraliser chimiquement
» une substance toxique qui vient d'être introduite dans l'éco-
» nomie et n'a pas encore eu le temps d'y produire ses effets
» délétères. Mais aussi, ce qu'il s'agit de combattre dans ce
» cas n'est pas une maladie, et l'agent indiqué n'est pas un
» médicament. (Introd. LXXXVI).

Il me semble que MM. Trousseau et Pidoux ont bien mal interprété la pensée de Hahnemann.

Le spécificisme qu'ils repoussent avec raison, est répudié avec autant d'énergie par Hahnemann et par ses élèves. C'est la vieille utopie de Sauvages et de son école, la cure du nom, reprise par Griesselich et quelques spécificistes allemands ; elle suppose des espèces morbides immuables, auxquelles correspondent immuablement certains médicaments déterminés (1).

Il y a un principe général qui domine toute la Thérapeutique homœopathique, principe dont ne parlent pas MM. Trousseau et Pidoux, et que cependant Hahnemann rappelle en plusieurs endroits de l'Organon, avec une insistance qui montre l'importance qu'il y attache :

C'est le principe de l'*Individualisation absolue des maladies*.

On ne peut concevoir l'homœopathie sans l'individualisation la plus absolue des maladies (Organ. p. 65. Note).

« L'observation, la méditation et l'expérience m'ont fait
» trouver, que la marche à suivre pour obtenir de véritables
» guérisons, consiste à choisir, *dans chaque cas individuel*
» *de maladie,* un médicament capable de produire par
» lui-même une affection semblable à celle qu'il doit guérir.
» (Organ. Introd. par Hahnemann p. 111).

Plus loin, parlant du traitement des maladies chroniques (psoriques) :

« Il n'est pas plus possible dans ces maladies que dans les
» autres, d'obtenir une véritable guérison *sans individualiser*
» *chaque cas particulier d'une manière rigoureuse et abso-*
» *lue.* (Org. § 82).

Et dans le § 100 de l'Organon, parlant des maladies épidémiques et sporadiques-miasmatiques, Hahnemann dit : « Il
» est fort indifférent que quelque chose de semblable ait existé
» ou non dans le monde sous tel ou tel nom. On doit toujours
» regarder l'image pure de chaque maladie qui domine
» actuellement comme une chose nouvelle et inconnue. Toute
» épidémie régnante est, sous beaucoup de rapports, un
» phénomène d'espèce particulière, qui, lorsqu'on l'examine

(1) Voir : Organon. Introduct. 65, 102, 111. Comment. par le Dr L. Simon p. 520 à 528 et 587. — A. Teste. Systématisation de la Mat. médical. homœop. Introd. p. 30.

» avec attention, se trouve différer beaucoup des autres épi-
» démies anciennes auxquelles on avait imposé à tort le même
» nom. »

Il exprime la même idée dans le § 81 et dans une note qui
l'accompagne, en citant à l'appui, l'opinion de Huxham (Opp.
phys. med. t. J) de Fritze (Annalen I p. 80) et de Sydenham
(Opp., cap. 2, de Morb. épid., p. 43). L'Hippocrate anglais
insiste sur ce point, qu'on ne doit jamais croire à l'identité
d'une maladie épidémique avec une autre qui s'est déjà manifestée, et la traiter en conséquence de ce rapprochement,
parce que les épidémies qui ont éclaté en des temps divers,
ont toutes été différentes les unes des autres.

Le principe de l'individualisation absolue des maladies,
exclut du même coup et leur classification nosologique et par
conséquent le traitement spécifique des espèces et des unités
nosographiques. Une théorie pathologique, qui n'admet ni
genres ni espèces morbides, qui ne classe pas les maladies en
inflammations, fièvres, tuberculisations, maladies spasmodiques, qui ne spécifie pas des pneumonies, des pleurésies, des
fièvres bilieuses, muqueuses, putrides, typhoïdes (1) ne peut
pas conduire évidemment, à des médications et encore moins
à des médicaments anti-phlogistiques, anti-tuberculeux, anti-
spasmodiques, anti-pleurétiques, anti-pneumoniques, anti-
putrides, anti-bilieux, anti-typhoïdes ou fébrifuges.

« Tout médecin qui traite les maladies, d'après leurs carac-
» tères généraux (spasme, faiblesse, paralysie, fièvre, inflam-
» mation, induration, obstruction) n'est qu'un allopathiste
» généralisateur; on ne peut pas concevoir l'homœopathie,
» sans l'individualisation la plus absolue de chaque cas
» particulier. (Organ. Introd. p. 65. Note, et Org. § 81.
Note (2)).

---

(1) Organ. § 73. Note.
(2) Hahnemann insiste sus ce point dans le § 81 et dans la note qui l'accompagne.

Hahnemann a donné une classification des maladies, basée principalement sur leur étiologie, c'est-à-dire sur leur cause réelle ou apparente (syphilis, miasme paludéen) ou même sur une cause supposée, hypothétique (psore et sycose).

Il distingue : (Organon § 72 et § 73).

Les maladies aiguës.

Les maladies chroniques. Ce sont celles qui, abandonnées à elles-mêmes, font constamment des progrès et amènent la destruction de l'organisme.

Les maladies aiguës se divisent en deux catégories :

1º Les unes attaquent les hommes isolés, à l'occasion des causes nuisibles dont ils ont eu à supporter l'influence, telles que l'abus ou la privation de ce qu'on appelle les matériaux de l'hygiène, les impressions physiques ou morales, refroidissement, fatigues etc.

2º Les autres se développent sous l'empire d'influences météoriques ou telluriques. Elles sont sporadiques ou épidémiques et contagieuses.

Cette classe comprend les maladies miasmatiques aiguës (variole, rougeole, choléra etc.).

Quant aux maladies chroniques, elles se rattachent toutes à trois miasmes chroniques : Les miasmes de la Syphilis, de la Psore et de la Sycose.

Voilà toute la classification morbide de Hahnemann.

A l'égard des médicaments, Hahnemann repousse toute désignation générale donnée aux propriétés des médicaments, il n'admet aucune classification catégorique, basée soit sur une analogie d'action physiologique soit sur une communauté d'action curative ; il ne groupe pas les médicaments en reconstituants, astringents, altérants, irritants, antiphlogistiques, sédatifs etc. Il se borne à noter pour chaque médicament, avec un soin minutieux, les symptômes anormaux, dans l'ordre de leur apparition, que cette substance a provoqués chez l'homme sain. C'est ce qu'il appelle l'action pathogénétique spéciale du médicament.

En parlant de l'expérimentation sur *l'homme sain* des médicaments, dans le but de reconnaître leur action pathogénétique, Hahnemann dit :

« Chaque médicament produit des effets spécifiques dans le
» corps de l'homme, et nulle autre substance médicinale ne
» peut en faire naître qui soient exactement semblables.
» (Organ. § 118). »

Ainsi l'effet morbifique spécial constitue ce qu'il appelle
l'effet spécifique *pathogénétique* d'un médicament.

Tous les excitants et tous les sédatifs jouissent invariablement de quelques propriétés spécifiques plus ou moins mar-
quées. Cette spécificité d'action leur vient de leur nature,
c'est-à-dire de leur spécificité de composition intime, qui n'est
exactement identique chez aucun, disent MM. Trousseau et
Pidoux (Trait. thérap. tom. II 1038); et à propos de la
Médication substitutive, ces auteurs établissent comme un
grand principe pathologique, qu'à l'action de chaque modificateur répond une modification spéciale (Tom. I. p. 47).

C'est réhabiliter en d'autres termes, le principe hahneman-
nien de la spécificité pathogénétique de chaque médicament.

Quant à l'action spécifique curative d'un remède chez un
malade, nous allons voir comment Hahnemann la comprend.

Toute maladie est rigoureusement individuelle ou spécifique (1).

Deux malades atteints de pneumonie, ne présenteront
jamais identiquement les mêmes symptômes. Il y aura toujours entre eux des différences d'âge, de tempérament, de
caractère, d'antécédents héréditaires ou acquis, des différences
dans le pouls, la chaleur, le facies morbide, la douleur, la
toux, l'expectoration, l'oppression, la soif, les selles etc.

Hahnemann est très minutieux dans l'examen des malades;
les règles pratiques qu'il donne, pour procéder à l'examen
d'un cas particulier de maladie, ont pour but, non de le
rattacher à une espèce morbide, mais de présenter le cas sous
les conditions formelles de l'individualité, de la spécificité
morbide individuelle (2).

(1) Organon. 42. Doctr. de Hahnemann par le Dr Simon.
(2) Voici un abrégé de ces règles qui me paraissent irréprochables (Voir
Organ. § 83 à 104 inclus).
1^b Le malade doit faire d'abord le récit du développement de ses souf-

L'indication thérapeutique est toujours symptomatique en homœopathie (Organ. § 7 et § 8).

En vertu de la loi Similia similibus curantur, la substance médicamenteuse pathogénétique, qui administrée à une personne saine, a produit la maladie artificielle la plus semblable à l'état morbide du malade que l'on veut traiter, est le remède *spécifique pour ce malade.*

Les spécifiques sont des médicaments dont l'action est homogène à l'irritation morbifique; ils sont appelés aujourd'hui homœopathiques. (Organ. p. 66).

Dans le choix du remède homœopathique, il faut avoir égard non seulement aux symptômes de la maladie et à ceux provoqués par le médicament chez une personne saine, mais encore à leur ensemble, à leur ordre de succession, et aux conditions d'âge, de sexe, de tempérament, d'habitude, de caractère, d'état intellectuel et moral du sujet. (Organon § 5 § 108 § 212 § 213 § 258).

« On ne guérira jamais d'une manière conforme à la nature,

frances; les personnes qui l'entourent racontent de quoi il s'est plaint, comment il s'est comporté et ce qu'elles ont remarqué de changé en lui.

Durant ce premier temps, le médecin est passif, il inscrit les renseignements qu'on lui donne, il voit, écoute et observe avec tous ses sens ce qu'il y a de changé et d'extraordinaire chez le malade; mais il ne doit pas interrompre, pour ne pas briser la chaîne des idées de celui qui parle.

2° Quand le malade n'a plus rien à dire, le médecin interroge, prend des informations plus précises sur le compte de chaque symptôme accusé. Ses questions ne doivent jamais être conçues de manière à dicter en quelque sorte la réponse, ou à mettre le malade dans le cas de n'avoir à répondre que par oui ou par non. Le médecin interroge toutes les fonctions dans le plus grand détail, il recherche les dispositions de l'esprit et du moral du malade.

Dans les maladies chroniques, il s'informe des habitudes du malade, de sa situation domestique, de ses relations sociales, des antécedents de famille etc.

3° Tous les renseignements recueillis doivent être inscrits par le médecin, qui possède ainsi un tableau complet de l'état du malade, tableau qui sert à choisir le moyen curatif, et que le médecin doit toujours consulter pour s'assurer de la marche de la maladie et de l'effet du remède.

» c'est-à-dire d'une manière homœopathique, tant qu'à chaque
» cas individuel de maladie, même aiguë, on n'aura pas
» simultanément égard au symptôme du changement survenu
» dans l'esprit et le moral, et qu'on ne choisira pas pour
» remède un médicament susceptible de provoquer par lui-
» même, non seulement des symptômes pareils à ceux de la
» maladie, mais encore un état moral et une disposition
» d'esprit semblables (Organ. § 213). »

La spécificité curative d'un remède ne se rapporte donc
pas, dans la pensée de Hahnemann, à un genre ou à une
espèce de maladie, mais à un cas déterminé. Elle résulte de
la concordance parfaite entre les symptômes pathogénétiques
d'une substance et les symptômes observés chez un malade.
Le remède spécifique ou homœopathique pour une même
maladie, une pneumonie par exemple, peut varier d'un individu à l'autre.

Cela est bien différent du spécificisme ontologique que MM.
Trousseau et Pidoux attribuent gratuitement à Hahnemann.

S'il est vrai qu'une classification des divers états morbides
observés, basée sur leurs caractères généraux communs, est
indispensable pour constituer une méthode didactique, sans
laquelle la médecine est impossible comme science, il faut
reconnaître avec Hahnemann, que tous ces types pathologiques, fruits d'abstractions analytiques, perdent beaucoup de
leur importance dans la pratique. L'individualité joue un rôle
important et souvent prépondérant dans la vie physiologique
et morbide. On voit des hommes traverser indemnes des épidémies meurtrières, bien qu'ils soient exposés à la contagion;
la pneumonie, la pleurésie, le choléra asiatique, la variole
tuent certains malades en dépit de tous les traitements, et
laissent vivre d'autres quelqefois aussi gravement atteints; on
voit des individus être absolument réfractaires à contracter la
syphilis, la variole ou la vaccine, comme on voit des malades
ne pas subir l'influence bienfaisante du quinquina ou du mercure dans les maladies paludéennes et syphilitiques.

Hahnemann qui avait surtout en vue la pratique, le traitement des maladies qui est en définitive le but de la médecine, n'admet de collectivité morbide que pour les maladies qui naissent d'une même cause déterminante, dont la nature intime peut être inconnue, mais qui se montre toujours, par ses effets, semblable à elle-même. Il les appelle maladies miasmatiques, et les spécifie par le nom du miasme : miasmes de la variole, de la rougeole, du choléra etc., miasmes chroniques de la syphilis, de la psore, de la sycose.

Ce sont des maladies qui peuvent se transmettre par inoculation, par contact médiat ou immédiat ou par voie d'hérédité (1).

Quand une cause déterminante semblable vient à agir sur les hommes, elle engendre chez tous, un certain nombre de symptômes principaux communs, expressifs de la cause, de la même manière qu'un poison provoque chez tous les hommes, des symptômes communs qui permettent souvent de reconnaître la nature du poison ingéré (2). L'inoculation du virus syphilitique, varioleux, vaccinal, engendre toujours une maladie spéciale, syphilitique, varioleuse. vaccinale. Un malade atteint de variole, de rougeole ou de scarlatine ne transmet que la maladie dont il est atteint.

Mais en outre, la cause spéciale met en jeu et développe dans chaque individu atteint, les prédispositions morbides particulières, qui existent chez tous, mais qui sont variables entre les différents malades.

Ce sont là, des faits conformes à l'observation.

Dans ces maladies, l'indication thérapeutique est nécessairement limitée aux diverses substances, qui ont la faculté pathogénétique de produire sur l'homme sain, des symptômes analogues à ceux qui font en quelque sorte le fond de la maladie. Mais le choix entre ces substances, du médicament

(1) La science actuelle tend à attribuer ces maladies à des microcosmes végétaux ou animaux.
(2) Ce sont les maladies que MM. Trousseau et Pidoux nomment spécifiques (Trait. Thérap. tom. 1. 740).

spécifique ou homœopathique à un cas particulier, est toujours déterminé par les symptômes saillants, variables et personnels qui caractérisent l'individualité de l'espèce morbide.

Les symptômes communs servent à fixer l'espèce, et à établir l'indication générale, les symptômes spéciaux ou individuels sont déterminants pour choisir l'agent propre à remplir l'indication chez un malade (1).

« Le Mercure, sous quelque forme qu'on l'administre, ne
» guérit pas toujours la syphilis chancreuse, de même qu'il
» s'en faut de beaucoup, que la gale primitive cède toujours à
» l'emploi du Soufre (Organon. Comment. p. 590).

» L'idée de la spécialité des médicaments, que M. Breton-
» neau avait appliquée à certains agents envisagés dans leurs
» rapports avec certaines affections, nous l'avons étendue à
» tous, disent MM. Trousseau et Pidoux. Mais pour qu'il y
» eût en pathologie une idée correspondante, nous avons
» également transporté l'idée de la spécificité, l'idée de la
» diathèse, des maladies avec matière où elle a été rétablie
» par Laennec et M. Bretonneau, aux maladies sans matière,
» aux névroses, aux névralgies, aux fluxions, aux hémorrha-
» gies, où elle n'avait pas encore pénétré (2).

Il me semble que les auteurs du Traité de thérapeutique ne s'écartent pas beaucoup des idées de Hahnemann.

» Ce qui caractérisera la Médecine dans l'avenir disent
» encore MM. Trousseau et Pidoux, sera la restauration de
» plus en plus grande de la nature, la désessentialisation pro-
» gressive des maladies aussi bien dans la clinique que dans
» les doctrines, et comme conséquence la ruine de nos systè-
» mes de Nosologie ; enfin le discrédit croissant des médica-
» tions spécifiques (Introd. LXXXVIII). »

Esclave de son faux système vitaliste, Hahnemann mécon-

(1) Organ. p. 102 et § 80. Comment. p. 582 et suiv^{tes}.
Teste. Systém. de Mat. médical. homœop. Introd. p. 35.
(2) Trait. thérap. Introd. CX.

naît l'action vitale incontestable de la nature dans la guérison; mais ses théories pathologique et thérapeutique, le principe de l'individualisation absolue des maladies, subordonné au principe de la spécialité de la cause, la spécificité curative des médicaments limitée à chaque cas particulier, ruinent et la classification nosographique des maladies et ·le groupement systématique des médicaments, basé sur une communauté d'action anti-morbide.

Ceci me conduit à examiner de plus près le cadre de la classification morbide homœopathique.

CHAPITRE IV.

Comme je l'ai déjà dit, Hahnemann a voulu fonder un système médical complet. Par là même, il s'est trouvé obligé d'aborder et de résoudre toutes les questions qui sont du domaine de la médecine; car un système doit embrasser toute une science et ne peut subsister sans unité. Là où l'observation et l'expérimentation font défaut ou sont contraires aux principes fondamentaux préétablis du système, l'auteur est obligé, à peine de laisser son œuvre inachevée ou de la voir crouler, d'avoir recours à des suppositions, à des hypothèses, à des négations et des affirmations sans preuves.

Jamais Hahnemann n'a démontré, par exemple, le rôle immense (le mot est de lui) qu'il attribue à la psore dans la production des maladies chroniques, et dans l'Organon il ne définit même pas exactement ce qu'il entend par la sycose.

Mais la base nouvelle, l'Etiologie, qu'il a choisie pour établir sa classification, mérite d'être examinée, abstraction faite de l'application certainement exagérée et hypothétique qu'il en a faite pour spécifier les genres de maladies chroniques. Il y a là une tentative sérieuse de reformer la Nosologie classique évidemment vicieuse.

Sur quels caractères se fondent MM. Andral, Grisolle et la plupart des auteurs, qui ont adopté la nosographie philosophique de Pinel, pour déterminer les genres et les espèces morbides?

Cette détermination repose tantôt sur l'anatomie pathologique (tubercule, cancer, hydropisie); tantôt sur le mode, plus ou moins connu, de formation du produit morbide, sur la pathogénésie (inflammation); tantôt sur un ensemble ou sur quelques symptômes (névroses et fièvres); quelquefois sur une particularité dans la manifestation ou la marche des symptômes (intermittence, rémittence); quelquefois encore sur la localisation d'un symptôme ou d'une altération organique (éruptions à la peau, dartres etc. (1); enfin quelquefois, mais rarement, sur l'etiologie : MM. Andral et Grisolle rangent dans la classe des poisons, les virus de la morve et de la syphilis.

La multiplicité des bases trahit déjà l'artifice de cet édifice pathologique.

La médecine, disent MM. Trousseau et Pidoux, est la thérapeutique éclairée par le pronostic (2).

Cette définition pratique devrait être l'épigraphe de tous les livres de médecine, la pensée qui présiderait à toutes les recherches médicales.

La nosologie éclectique de Pinel, ou une autre analogue, s'imposera peut-être encore longtemps à la médecine théorique, justifiée qu'elle est par la nécessité de constituer une méthode indispensable à l'enseignement, mais elle a le grand désavantage, qui sera cause de sa ruine, de n'établir presqu'aucun rapport réel entre la science théorique et la médecine pratique. Elle a eu au contraire l'effet funeste d'entraîner les thérapeutistes dans le spécificisme ontologique. Ils ont transporté dans la Matière médicale la classification artificielle des pathologistes. Aux fièvres, aux inflammations, aux hémorrhagies, aux névroses, ils ont opposé des médicaments fébrifuges, anti-phlogistiques, anti-hémorrhagiques, anti-spasmodiques, névrosthéniques; c'est un aveugle empirisme non déduit de l'expérience clinique, et non excusable par une nécessité didactique.

Le siège d'une maladie, la localisation d'un symptôme saillant ou d'une altération organique, est certes la base la plus simple d'une classification et peut-être, à défaut d'une

---

(1) Andral range les fièvres éruptives parmi les affections cutanées
(2) Trait. thérapeut. Introd. XLVIII.

autre plus pratique, est-elle une des moins mauvaises, précisément parce que tout en étant méthodique, elle ne préjuge rien sur la nature de la maladie, ni sur l'espèce de moyens thérapeutiques à employer.

L'anatomie pathologique est une base plus scientifique, elle est à la pathologie ce que l'anatomie normale est à la zoologie, c'est-à-dire une base rationnelle pour la théorie, mais elle ne conduit à aucune déduction pratique. L'anatomie pathologique a rendu de grands services à la médecine, elle a introduit l'ordre et la méthode en pathologie, mais elle s'est montrée trop ambitieuse. Au lieu de garder sa place légitime à coté de la physiologie et de l'anatomie normales, et de se contenter d'être un élément précieux pour le diagnostic et le pronostic, elle a voulu envahir en quelque sorte toute la médecine et dominer la thérapeutique; or cette prétention est insoutenable.

D'abord les résultats fournis par l'anatomie pathologique sont toujours plus ou moins aléatoires; ils sont subordonnés au plus ou moins de développement de nos sens, au degré de perfection des procédés d'analyse et de précision des instruments qui servent à l'examen des produits morbides. Avec des procédés d'analyse plus exacts que ceux employés actuellement, avec des instruments plus grossissants que le microscope, les résultats obtenus seraient différents. Là où maintenant on ne voit aucune différence histiologique, on en trouverait peut-être de notables, là où, comme dans certaines névroses et certains cas d'aliénation mentale, on n'observe aucune altération appréciable des solides ou des liquides, on constaterait peut-être des changements considérables.

Mais supposez que cette cause d'incertitude n'existe pas, supposez que le microscope puisse toujours indiquer avec certitude les caractères pathognomoniques spécifiques d'une altération organique, supposez même que des symptômes anatomiques permettent de reconnaître sur le vivant la nature de cette altération; je ne vois pas que des notions exactes sur la forme et l'arrangement des éléments histogéniques, des cellules, sur leurs dimensions, le caractère de la membrane d'enveloppe, le contenu liquide ou granuleux, la présence ou l'absence actuelle de noyaux ou de nucléoles, fournissent la moindre idée thérapeutique (1).

Le Nosologisme anatomique aboutit à l'expectation systématique, au fatalisme médical ou bien il abandonne la pratique à l'empirisme et à l'expérimentation thérapeutique.

Parce que : Entre le tissu pulmonaire sain, et le tissu pulmonaire envahi par des tubercules, il y a la maladie même, c'est-à-dire un acte vital anormal, acte vital qui manifeste sa souffrance par le trouble apporté dans la santé de l'individu et par la production tuberculeuse, acte vital qu'il faudrait modifier, dans lequel il faudrait puiser l'indication thérapeutique; or l'anatomie pathologique ne fournit aucune indication sur le moyen de ramener la vie à l'état normal.

On ne peut pas conclure de l'examen physique et chimique des altérations ou des produits morbides, à l'essence de la vie malade, pas plus qu'on ne peut déduire l'action sur l'organisme vivant de la noix vomique, par exemple, de la connaissance de l'histoire naturelle et de la constitution physique et chimique du vomiquier et de son fruit.

La loi qui règle l'action vitale nous est inconnue. C'est elle qui devrait établir un lien naturel entre l'anatomie et la physiologie, entre la pathologie et la thérapeutique.

L'Etiologie, base de la Nosographie homœopathique, ouvre à l'observation et à l'expérimentation un vaste champ où la physique, la chimie et le microscope peuvent recueillir des résultats positifs et féconds pour la pratique. En effet, la recherche de la cause déterminante de beaucoup de maladies est du ressort de la physique, de la chimie et de l'expérimentation sur les animaux vivants; elle n'exige pas que l'on connaisse le mystère de la vie.

L'observation a démontré que les effluves marécageux sont une cause de maladies. On n'est pas encore parvenu à isoler le principe morbifique (microbe animal ou végétal ou gaz

---

(1) Je n'entends pas parler des découvertes de M. Pasteur qui se rapportent à l'Etiologie.

toxique), mais cette découverte n'est pas impossible avec les ressources actuelles de la science. En attendant n'est-il pas plus rationnel de grouper ensemble, toutes les maladies qui reconnaissent pour cause l'intoxication maremmatique, que d'admettre une classe de fièvres intermittentes dans laquelle on range la fièvre paludéenne comme le fait M. Andral?

Personne sans doute ne voudrait classer la syphilis parmi les affections exanthématiques, ou, à raison des érythèmes, des indurations et des ulcérations, parmi les inflammations.

Et de même est-il bien rationnel de ranger dans une même classe de Fièvres, la fièvre synoque, inflammatoire, la variole, la rougeole, la scarlatine et le typhus, uniquement parce que ces maladies présentent en commun la suractivité circulatoire, comme au reste toutes les inflammations aiguës? N'est-il pas plus conforme à l'esprit pratique qui doit dominer la médecine, de tenir compte surtout du caractère de la transmissibilité ou de l'inoculabilité, qui dénote une cause spéciale engendrant une maladie spéciale?

Toutes les observations, toutes les études dirigées vers la recherche de cette cause, ne parviendront-elles pas un jour à la découvrir? Du moins cela n'est pas au-dessus de ce que peuvent produire la physique et la chimie aidées de l'expérimentation. Or la cause connue, on possède au moins un des termes du problème thérapeutique. La connaissance de la cause est un guide pour la recherche du moyen de la combattre. Il n'est pas nécessaire de savoir pourquoi ni comment la cause agit, pas plus qu'il n'est nécessaire de savoir pourquoi et comment le quinquina est efficace contre le miasme paludéen.

M. Pasteur a découvert le microbe générateur du charbon, du pus et de la septicémie. Il a constaté que l'oxygène tue le vibrion septique.

D'autres savants ont cru trouver la cause du typhus, du choléra, du croup dans la présence de végétaux ou d'animaux microscopiques.

Si les résultats de ces recherches étiologiques viennent à s'étendre et à se confirmer, ne serait-il pas juste d'admettre une classe de maladies microbiques et de spécifier par le nom du germe ou du vibrion, tous les désordres de la santé résultant de l'évolution d'un même organisme microscopique?

Déjà M. Jaccoud admet une classe de maladies infectieuses ou zymotiques, comprenant 3 genres :

1º Les maladies reconnaissant pour cause les poisons telluriques, ce sont : l'Infection paludéenne, la Suette miliaire, la Grippe, le Choléra indien et la Fièvre jaune.

2º Celles reconnaissant pour cause des poisons morbides humains : la Variole, la Vaccine, la Rougeole, la Scarlatine, l'Erysipèle, le Typhus abdominal, la Fièvre typhoïde, le Typhus exanthématique et le Typhus cérébro-spinal.

3º Poisons morbides animaux : Rage, Morve et Farcin.

Je pense que l'Etiologie, adoptée par Hahnemann, sera un jour, sinon la seule du moins la principale base de la taxinomie pathologique.

Avant d'entreprendre la cure d'une maladie chronique, dit Hahnemann, il est nécessaire de rechercher avec le plus grand soin si le malade a été infecté de la syphilis (Organ. § 206).

Cette recommandation est très juste et son observance a procuré parfois des guérisons dans des cas qui paraissaient incurables.

Mais indépendamment de la syphilis, il est d'autres maladies qui infectent en quelque sorte tout l'organisme, qui se transmettent même en germe par voie d'hérédité, telles : la scrofule, la goutte, la gravelle, certains rhumatismes, la tuberculose, le cancer. Le fait de la transmission héréditaire, ne dénote-t-il pas l'existence réelle et persistante d'une cause déterminante spéciale, d'un principe morbifique qui évolue et se multiplie comme les ferments et les germes vibrionaires. Cela me paraît plus probable encore pour la tuberculose et les inflammations caséeuses puisque les expériences de Villemin, Lebert, Hérard et Cornil, Roustan etc. (1) ont démontré

(1) Jaccoud. Trait. patholog. int. tom. I. p. 1058.

l'inoculabilité du tubercule et sa multiplication après inoculation, caractères qui rapprochent la tuberculose des maladies éruptives inoculables et surtout de la syphilis.

Or de même que la syphilis, l'intoxication alcoolique, mercurielle, et l'imprégnation maremmatique dominent la pathologie et la thérapeutique des vérolés, des ivrognes et de ceux qui ont subi l'empoisonnement par le poison des marais, par le mercure ou par le plomb, n'est-il pas rationnel de supposer que beaucoup de maladies chroniques, même de celles qui paraissent s'être développées à la suite d'une cause banale, comme un refroidissement, ou bien ne sont que des manifestations d'une diathèse morbide préexistante, latente, héritée ou acquise, ou bien que ces maladies deviennent chroniques précisément parce qu'elles rencontrent un organisme intoxiqué? L'indication principale dans ces maladies ne serait-elle pas de chercher à modifier cette individualité infectée?

C'est l'idée que Hahnemann a exprimé en attribuant toutes les maladies chroniques à une intoxication par des miasmes, et son esprit systématique a spécifié, sans preuves, dans la psore et la sycose la nature de ces miasmes.

Peut-être a-t-il déposé le premier germe d'une classification des maladies chroniques qui s'imposera un jour à la science avec les progrès de l'Etiologie.

CHAPITRE V.

Avant de discuter la valeur de la formule synthétique, Similia similibus curantur, il me paraît nécessaire de bien préciser la notion du médicament et la manière dont on doit concevoir son action.

Qu'est-ce qu'un médicament?

Tout corps, tout agent susceptible de nourrir un être vivant est un aliment; tout agent administré à l'homme sain et capable de développer chez lui un état morbide et de ramener à la santé un homme malade, est un médicament, dit Hahnemann (1). Dans cette définition le médicament est identifié avec le poison et distingué de l'aliment en ce qu'il n'est pas assimilable.

MM. Trousseau et Pidoux distinguent les médicaments des agents hygiéniques. Ceux-ci sont des modificateurs de la santé, les médicaments sont les modificateurs de la maladie (Trait. Thérap. Introd. XXVI).

Les médicaments ne doivent pas être confondus avec les agents de l'hygiène, le sens commun ne le permettra jamais (Id. XXVIII).

La chaleur et le froid ne sont pas des médicaments (Id. XXVII).

Les agents dits de l'hygiène, sont ceux qui conservent la santé, et dans ce cas ils ne modifient pas, mais ils provoquent l'action vitale normale, le fonctionnement régulier des tissus.

_____

(1) Organ. p. 502.

Quand ils modifient la santé, comme disent MM. Trousseau
et Pidoux, ils ne peuvent le faire qu'en mal, car on ne comprend pas la santé modifiée en bien; ils excitent donc un état
maladif. Le froid peut occasionner une angine, une pleurésie
ou une pneumonie.

Mais pourquoi donc les agents de l'hygiène, excitants
habituels des actes vitaux réguliers, mais qui peuvent cependant provoquer des actes désordonnés, ne pourraient-ils pas
modifier la maladie, devenir remèdes ou agents thérapeutiques?

Une température modérée uniforme, la chaleur jusqu'à
transpiration abondante, ne modifient-elles pas avantageusement les maladies a frigore? Qu'est-ce donc que l'hydrothéra-
pie sinon l'application méthodique d'un de ces agents de
l'hygiène? Et la glace administrée à l'intérieur ou appliquée
extérieurement ne modifie-t-elle pas les maladies?

Toutes ces définitions catégoriques ne résistent pas au
contrôle de l'observation; je ne pense pas qu'il soit possible
d'établir une distinction absolue entre l'aliment, l'agent hygié-
nique, le médicament et le poison.

M. le Dr Simon trouve à la définition donnée par Hahnemann cet avantage d'élever un mur d'airain, une séparation
désormais infranchissable entre le médicament et l'aliment.
A quoi bon ce mur qu'il n'est pas très difficile de renverser.

L'alcool, le vin, la bière sont nutritifs, comme le prouve
l'embonpoint des buveurs qui sont ordinairement des petits
mangeurs; et cependant l'alcool, le vin et la bière sont
employés comme médicaments dans les maladies fébriles.

Les vins généreux, dit Hahnemann, pris à petites doses,
guérissent homœopathiquement la fièvre inflammatoire pure;
Asclepiadès a guéri avec une petite dose de vin une inflammation du cerveau, et Rademacher un délire fébrile accompa-
gné de respiration stertoreuse (1).

La fibrine des animaux à viande noire, les bouillons, la
viande crue sont souvent prescrits à titre de remèdes pour

(1) Organ. p. 130.

combattré un certain ordre de phénomènes morbides (1).

La morue est un aliment et le foie de ce poisson est un médicament précieux comme l'huile qu'on en extrait.

Est-ce que la faculté de pouvoir être assimilé établit une différence entre l'aliment et le médicament? Mais qui donc a jamais démontré que l'opium, la belladone, le quinquina, l'alcool, le musc, le castoreum, la pepsine, l'extrait de fiel de bœuf et tous les médicaments animaux et végétaux ne sont jamais assimilés? Et pourquoi ces substances animales ou végétales ne pourraient-elles pas l'être?

Le poison suppose comme effet la mort ou du moins un danger de mort. Mais cet effet est subordonné à une condition de dose. L'acide prussique dilué n'est poison que quand on le prend en grande quantité; l'arsenic a toujours été rangé parmi les poisons violents, mais l'acide arsénieux à petite dose est un modificateur puissant de l'organisme, employé avec succès dans plusieurs maladies. Un malade guéri avec le concours de l'acide arsénieux, est-il empoisonné? Mais alors l'empoisonnement devient synonyme de guérison.

Une indigestion peut occasionner la mort; les aliments ne sont cependant pas des poisons.

Orfila, cité par le docteur Simon (2), donne le nom de poison à toute substance qui prise intérieurement, ou appliquée de quelque manière que ce soit sur un corps vivant, et à petite dose, détruit la santé ou anéantit entièrement la vie.

Cette définition d'un des plus illustres toxicologues, n'est pas tout-à-fait exacte. Elle ne s'applique pas à l'empoisonnement aigu non suivi de mort. La destruction de la santé exclut l'idée du rétablissement possible de la santé. Or les substances classées ordinairement parmi les poisons, ou bien tuent en peu de temps, ou bien occasionnent dans l'organisme une perturbation grave mais passagère; presque toujours la santé se rétablit au bout de quelque temps. On ne connaît

---

(1) Trousseau-Pidoux tom. I p. 99.
(2) Organ. p. 512. Orfila Trait. toxicologie 5ᵉ édit. Paris 1852. tom. I p. 12.

aucune substance semblable au poison légendaire des Borgias,
dont une seule dose amenait une décrépitude graduelle et une
mort lente quelquefois au bout de plusieurs années seulement.
Pareil résultat ne s'observe que dans le cas où un individu a
subi pendant longtemps l'influence d'un agent toxique. L'intoxication mercurielle, saturnine, alcoolique ruine souvent pour
toujours la santé d'un individu, et l'influence nocive du poison
se fait même quelquefois sentir sur plusieurs générations de
descendants. Le virus syphilitique, le poison maremmatique,
les causes inconnues de la scrofule, de la goutte, de la tuberculose peuvent produire des effets analogues. Il semble que
ces causes se développent et se multiplient dans les êtres.

Peut-être bien faut-il rapporter, comme le veut Hahnemann,
à des causes semblables l'origine de beaucoup de maladies
chroniques, ou chercher la cause de la chronicité de beaucoup
de maladies dans l'influence d'une intoxication semblable,
dont l'origine première remonte peut-être à un ancêtre éloigné.
C'est l'explication naturelle du fait bien constaté, de la dégénérescence graduelle des rejetons dans certaines familles.

En définitive tous les agents, toutes les substances susceptibles de provoquer ou de modifier l'action vitale des tissus
ou des liquides animaux peuvent devenir des médicaments,
et ils doivent être considérés comme tels, quand dans une
perturbation quelconque de la vie normale, ils ont eu pour
effet de ramener l'action vitale vers le fonctionnement régulier,
c'est-à-dire quand ils ont produit ou une amélioration ou la
guérison. La maladie est la pierre de touche qui révèle la
qualité de médicament.

Une substance actuellement inusitée peut devenir un remède précieux pour un malade ou pour une maladie nouvelle.
Avant d'être considérés comme médicaments, l'émétique et le
quinquina ont été condamnés comme poisons.

L'hygiène se rapporte à la conservation de la santé, les
agents hygiéniques sont ceux qui excitent l'action vitale normale ; mais il ne sont réellement hygiéniques qu'aussi longtemps qu'ils agissent de cette manière.

Pour être tout à fait exact on devrait réserver la qualité

de poison à tout ce qui, en dehors du traumatisme, arrête ou détruit l'action vitale, comme l'acide cyanhydrique pur; et donner le nom de modificateurs, ou d'agents pathogénétiques aux substances qui changent l'action régulière des parties vivantes. Le médicament serait tout ce qui améliore ou guérit une maladie. C'est la constatation d'un fait, et je ne pense pas qu'il soit possible de définir le médicament autrement que par sa fin.

Provoquer ou modifier l'action vitale des cellules, des tissus, des organes vivants est ce qui constitue l'action vitale des substances.

La modification que les médicaments impriment à l'action normale de l'organisme constitue ce que Hahnemann appelle l'action pathogénétique, ce que d'autres nomment leur action physiologique.

Quand la guérison est le résultat direct de la modification imprimée par un médicament à la vie pervertie, l'action curative est vitale.

La rigueur de logique que comporte la physiologie expérimentale, ne permet de voir dans l'action vitale des remèdes, autre chose que l'effet du contact des médicaments avec les tissus. La théorie du contact est l'expression pure et simple des résultats de l'observation. Elle constate le fait sans l'expliquer. Si l'on veut pénétrer plus avant, et chercher à découvrir le mode intime de cette action, on se jette nécessairement dans des hypothèses, parce qu'on se heurte toujours à cette énigme jusqu'ici insoluble, la loi qui gouverne l'action vitale·

D'après MM. Trousseau et Pidoux, toute maladie étant vitale dans sa cause, doit l'être aussi dans son traitement, et on ne conçoit pas qu'il en puisse être autrement. Ils n'exceptent que l'empoisonnement qui est chimique dans sa cause et dont le traitement doit l'être aussi, lorsqu'il y a encore possibilité qu'il le soit (Introd. C et CI).

Il y a ici tout au moins une erreur d'omission. Les vermicides, les anti-zymotiques n'agissent pas par leur action vitale sur les tissus vivants, mais par une action spécifique parasiticide. Mais le vers détruit, si les désordres parfois graves de la santé qu'il a provóqués, ne disparaissent pas, il faut les combattre par d'autres médicaments qui agissent vitalement, comme à la suite des empoisonnements, quand la neutralisation du poison n'arrête pas les troubles vitaux qu'il a occasionnés.

Les eupeptiques de M. Gubler, la diastase, la maltine, la pepsine, la pancréatine, l'extrait de fiel de bœuf agissent chimiquement dans les dyspepsies ; les effets tannants de certains astringents ne constituent pas une action vitale car ces médicaments produisent le même effet sur les tissus privés de vie.

D'après la théorie de M. le professeur Lister (1), les fumigations et les pansements phéniqués n'agissent pas par une action vitale de l'acide phénique, mais par une action microbicide ou germicide. L'acide phénique tue les vibrions, rend inféconds les germes et les empêche ainsi d'exercer leur action infectieuse sur les plaies.

Quant aux caustiques, il est impossible de les considérer comme des médicaments, puisqu'ils tuent les parties avec lesquelles on les met en contact. Or médicament et mort expriment deux idées incompatibles. Leur emploi doit être assimilé aux pratiques chirurgicales.

On a distingué l'action physique, chimique et vitale des médicaments. Cette distintion mérite d'être conservée.

L'action physique et chimique est réglée par les lois de la physique et de la chimie ; elle est directement subordonnée aux conditions physiques d'une substance, poids, volume, forme, densité et à sa composition chimique. On a conseillé autrefois pour rétablir le cours des matières dans l'ileus, de faire avaler du mercure coulant ou des balles de plomb. C'est agir physiquement. Les corps dilatants employés contre les retrécissements des conduits ou des ouvertures naturelles, le massage dans les contusions et les entorses agissent physiquement.

---

(1) Chirurg. antisept. Princip du pansem^t de Lister par le Dr J. Lucas-Championnière. Paris 1876. p. 22 et suivantes.

Toutes les manœuvres chirurgicales sont des procédés physiques ou chimiques.

Le charbon végétal absorbe physiquement les gaz développés dans la tympanite gastrique et intestinale.

L'action chimique s'effectue suivant les lois connues de l'affinité chimique.

Les eupeptiques agissent chimiquement dans les dyspepsies, les alcalis neutralisent chimiquement les acides de l'estomac dans le pyrosis; cela ne veut pas dire que les alcalis et le charbon ne sont pas capables d'agir vitalement. mais dans les cas spéciaux que je viens de citer, leur action thérapeutique est une action chimique et physique.

Mais on peut combattre par d'autres agents que par les alcalis le dégagement anormal d'acides dans l'estomac, et notamment par certains acides, tels que les acides chlorhydrique et sulfurique. Ceux-ci agissent alors en modifiant. en régularisant la sécrétion des glandes gastriques : c'est une action vitale.

Il est possible et même probable que les alcalis agissent aussi en partie vitalement dans le pyrosis, c'est-à-dire en corrigeant l'action des organes sécrétoires de l'estomac (1) ; car s'il est vrai que l'action vitale d'une substance est différente de l'action physique et chimique, il est tout-à-fait inexact de prétendre qu'elle en est indépendante, comme le dit Hahnemann. D'après lui, l'action vitale est l'effet d'une force spirituelle distincte et indépendante de la matière du médicament, force qui existe souvent à l'état latent et qui se développe surtout par la trituration, la dilution et la succussion. Ces manœuvres pharmacotechniques ont pour effet, dans son idée, de détruire autant que possible ce qu'il y a de matériel dans une substance, pour en extraire la quintessence immatérielle dont elle est imprégnée. C'est un résultat de la dichotomie Matière et Force et une conséquence du système vitaliste de Hahnemann.

(1) Cl. Bernard a démontré que le bicarbonate de soude, administré en solution faible, augmente la sécrétion du suc gastrique.

Il est impossible de concevoir une substance dépouillée de ses propriétés physiques et chimiques, celles-ci font connaître qu'elle existe, elles font qu'elle est, tout ce qu'elle est.

La connaissance des propriétés physiques et chimiques d'une substance permet de préjuger quelle sera son action physique et chimique sur les corps vivants. Mais l'action vitale ne peut pas se déduire de la connaissance de ces propriétés.

L'action vitale, nécessairement réglée par la loi de la vie, ne peut se reconnaître qu'expérimentalement, c'est-à-dire en mettant la substance en contact avec les tissus vivants, par l'expérimentation physiologique et thérapeutique.

Les propriétés physiques et chimiques du mercure, n'au-raient jamais fait découvrir son action sur la muqueuse buc-cale et les glandes salivaires, ni son action anti-syphilitique. Celles-ci n'ont été révélées que parce qu'on a vu le mercure produire la salivation quand il était absorbé par des person-nes saines ou malades, et guérir la syphilis chez celles qui en étaient atteintes. Et de même, la connaissance de l'action sialagogue du mercure ne permettrait pas de soupçonner la même action dans d'autres substances, dont on connaîtrait la composition chimique, comme le jaborandi.

Le traitement des empoisonnements présente souvent réunies les trois espèces d'indications physique, chimique et vitale.

1º Provoquer l'expulsion du poison. C'est une indication physique. Le moyen employé peut agir vitalement (vomisse-ment provoqué par l'émétique, le sulfate de cuivre, la titilla-tion de la luette etc), mais l'indication serait aussi bien et peut-être mieux remplie par des moyens mécaniques, sonde, pompe stomacale, lavage de l'estomac.

2º Neutraliser le poison par une substance qui le rende inoffensif ou inabsorbable (1). Le contre poison agit chimi-

(1) Il n'est pas certain que l'absorption vasculaire soit une condition indispensable de l'action de tous les poisons. Quelques uns agissent avec une rapidité foudroyante qu'il est difficile de concilier avec la lenteur rela-tive de l'absorption. Peut-être agissent-ils par la voie plus rapide de la transmission nerveuse.

quement suivant les lois de l'affinité qui règlent les combinaisons dans les laboratoires.

3º Combattre la maladie que le poison a développée et qui
persiste après sa neutralisation ou son évacuation. Pour cela
il faut employer des moyens qui agissent vitalement, c'est-à-
dire qui modifient les fonctions déréglées.

CHAPITRE VI.

HOMŒOPATHIE & ALLOPATHIE.

———

En lisant le Discours sur la réforme médicale moderne, qui sert d'Introduction au Traité de Thérapeutique, j'ai été surpris de voir, à propos de l'homœopathie, MM. Trousseau et Pidoux combattre la formule : Similia similibus curantur, en lui opposant la formule contraire, dont ils cherchent à démontrer la vérité, et qu'ils veulent élever à la hauteur d'un principe de thérapeutique.

En parlant de l'action de certains médicaments qui modifient ou stimulent des actes physiologiques, et qui par là sont utiles pour faire la médecine du symptôme (infusion de menthe ou petite dose de rhubarbe dans quelques dyspepsies) : « Ils agissent d'après la loi des contraires et non d'après la » loi homœopathique. (p. LXVI). »

A propos de la Méthode irritante substitutive dans le traitement des phlegmasies des muqueuses, ils disent que c'est à tort qu'on a voulu trouver dans cette méthode une confirmation de la formule Similia similibus curantur, alors que, elle démontre plus évidemment que jamais le principe thérapeutique des Contraires (p. LXX).

« Pour être spécifique ou direct un médicament doit agir » immédiatement là où agit la maladie. Mais, de quelque » manière qu'il le fasse, soit qu'il y détermine des symptômes » d'apparence semblable, soit qu'il y détermine des symptômes » d'apparence dissemblable, dans l'un et l'autre cas, il agit » selon le principe contraria contrariis, c'est-à-dire que, ses

» effets étant incompatibles avec ceux de la maladie, ils
» s'excluent et se neutralisent, de même qu'on voit deux
» affections, deux diathèses, s'exclure généralement et être
» comme on dit, antagonistes (p. LXXXV) ».

J'examinerai plus tard l'explication que MM. Trousseau et
Pidoux donnent pour justifier cette interprétation ; pour le
moment je veux faire quelques observations générales sur le
principe Contraria contrariis curantur.

Il n'existe pas d'état contraire à la maladie ; la santé n'est
pas le contraire mais la négation de la maladie.

Il ne peut donc être question dans la formule, que de deux
états morbides contraires, dont l'un devient curatif de l'autre.

Mais quels éléments d'une maladie choisira-t-on pour les
soumettre aux contrariis ?

Le contraire de quoi, dans une maladie, le médicament
devra-t-il produire ?

Est-ce le contraire de la cause, du symptôme anatomique
ou des symptômes qu'on appelle subjectifs, c'est-à-dire des
troubles fonctionnels ?

Le contraire de la cause : Alors la thérapeutique consisterait à traiter les maladies a frigore et a calore par la chaleur
et par le froid, l'indigestion, les excès, les fatigues par la diète
et le repos ; mais en dehors des maladies occasionnées par
excès ou par privation des excitants hygiéniques, comprend-
t-on le contraire des causes morbifiques ? Qu'est-ce que le
contraire du virus syphilitique, de la cause de la variole, de
la rougeole, de la scarlatine, du typhus, d'un vibrion ou d'un
germe, du lombric ou du tœnia ?

La lésion anatomique. Qu'est-ce que le contraire du tubercule, du cancer, des produits inflammatoires, de l'hémorrhagie,
de l'hydropisie ? Il n'y a d'altérations anatomiques contraires
que celles de la congestion et de certaines anémies locales, de
la pléthore et de certaines anémies générales, de l'hypertrophie
et de l'atrophie.

Les troubles fonctionnels. Si l'on prend la maladie dans son
ensemble séméiotique, qui exprime son caractère spécial, il

10

n'y a presque pas de maladie qui offre des symptômes contraires à ceux d'une autre màladie. Existe-t-il, conçoit-on même des maladies présentant des symptômes contraires à ceux de la pleurésie, de la pneumonie, de la tuberculose pulmonaire, de l'angine, du typhus, de la rougeole, de la scarlatine, de la variole, du choléra etc.

Si l'on n'envisage plus l'ensemble et la succession des symptômes d'une maladie, mais seulement chaque symptôme isolé, alors l'application de la formule Contraria est possible au traitement de quelques symptômes La constipation est le contraire de la diarrhée, l'insomnie de la somnolence, l'accélération du pouls et l'augmentation de la chaleur, du ralentissement et du refroidissement, l'anorexie de la boulimie, la paralysie de certaines convulsions, l'augmentation dans la quantité d'un liquide sécrété est le contraire de sa diminution.

Mais beaucoup de symptômes n'ont pas de contraire, tels sont : Céphalalgie, vertiges, bourdonnements d'oreilles, toux, point de coté, expectoration, oppression, palpitations, épistaxis, hémoptysie, éruptions des maladies exanthématiques, toutes les douleurs spontanées, la strangurie, la dysurie, l'ictère etc. Et même dans les cas où le traitement par les contraires est possible, il n'est pas d'une application absolue, puisqu'on guérit la diarrhée par les purgatifs.

En résumé, le traitement suivant la formule contraria contrariis serait possible pour combattre certaines causes de maladies, mais dans ces cas la thérapeutique se borne à l'application méthodique des agents de l'hygiène. Il serait encore applicable au symptôme anatomique des congestions et des anémies locales, de la pléthore et de la chlorose et à quelques symptômes subjectifs isolés des maladies. Mais à quoi sert d'étudier l'anatomie, la physiologie et la pathologie, à quoi bon les deux volumes du Traité de thérapeutique pour obtenir ce màigre résultat?

La formule Similia similibus est au moins possible. On comprend en effet, que des agents pathogénétiques artificiels puissent provoquer des troubles fonctionnels variés, qui imitent plus ou moins exactement toutes les maladies naturelles.

Je ne dis pas que ces agents existent pour toutes les maladies, c'est affaire à Hahnemann et à ses élèves de le prouver. Je ne défends pas non plus le Similia, du moins comme principe absolu, je le discute.

Je conçois que l'on rejette toute formule thérapeutique et que l'on s'en tienne à la tradition médicale, à l'observation et à l'expérimentation thérapeutiques; je conçois encore mieux que l'on reproche à Hahnemann d'avoir exagéré en présentant le Similia similibus comme une formule générale et absolue; mais je ne comprends pas que l'on repousse le Similia similibus, pour mettre à la place le Contraria contrariis; je ne comprends pas qu'on veuille emprisonner la thérapeutique dans cette formule étroite qui me paraît un non-sens scientifique; je ne comprends pas qu'un médecin prenne le titre d'Allopathe, surtout si l'on donne pour base à ce système, comme paraissent le vouloir MM. Trousseau et Pidoux, la formule énantipathique Contraria contrariis curantur.

Si l'on conserve au mot Allopathie sa signification hétéropathique, on proclame alors la négation de tout rapport entre l'action physiologique d'un médicament et son action thérapeutique, ce qui me paraît insoutenable en théorie et ce qui, certainement, est contraire à l'observation, qui dans la méthode irritante substitutive montre une relation évidente entre la maladie naturelle et celle que peut engendrer le remède qui la guérit.

Le mot Allopathes est un mot de l'invention de Hahnemann qui a voulu désigner ainsi tous ceux qui n'admettent pas son système absolu. Mais la thérapeutique n'est certes pas obligée, sous peine de n'être plus, de choisir entre ces deux formules absolues qui s'excluent mutuellement. Car déjà les parasiticides, l'acide phénique de M. Lister n'agissent ni par similia ni par contraria. Hahnemann l'avait bien compris, aussi rejette-t-il, par nécessité de système, l'emploi des anthelmintiques dans les maladies vermineuses. Les lombrics, les ascarides, les tœnias dépendent, dit-il, d'une affection chronique psorique, qu'il faut guérir homœopathiquement, les vers disparaîtront ensuite spontanément. L'administration des vermicides (semen-contra, fougère mâle) est nuisible et très dangereuse. (Organ. p. 79. Note).

La formule énantipathique Contraria contrarriis curantur, ne pourrait prétendre à devenir une formule générale de thérapeutique que dans un système dichotomique, comme les systèmes de Thémison, Cullen, Brown, Broussais et Rasori. Quand toute la maladie est ramenée a un état de strictum ou de laxum, au spasme ou à l'atonie, à l'irritation, à un excès ou à un défaut de stimulation, il faut évidemment la combattre par des remèdes qui produisent l'état contraire.

Je vais examiner maintenant l'explication que donnent MM. Trousseau et Pidoux pour rattacher à la formule contraria contrariis, la Méthode irritante substituve de M. Bretonneau dans le traitement des phlegmasies des muqueuses.

Elle repose sur la distinction assez mal déterminée, entre l'inflammation simple, dont le type est l'inflammation traumatique ; c'est l'inflammation saine de Hunter :

Et l'inflammation spéciale, spécifique, de mauvaise nature, morbide de Hunter, telles que les inflammations diphtéritiques, varioleuses, dothinentériques, scarlatineuses, scrofuleuses, syphilitiques. Ce sont des inflammations qui ont une tendance désorganisatrice (Trousseau et Pidonx. Introd. L et suivantes).

La guérison d'une inflammation spéciale et de mauvaise nature, par une application de nitrate d'argent (1), et son aggravation par un topique émollient. — Aggravation d'une inflammation simple et de bonne nature par une application irritante, et sa guérison spontanée ou aidée par les émollients (Introd. LIII).

Tels sont les deux ordres de faits qui servent à établir l'explication de MM. Trousseau et Pidoux sur le mode d'action des irritants substitutifs.

---

(1) Par exemple : La guérison d'un chancre syphilitique par une application de Nitrate d'argent.

Le topique irritant substitue une affection simple à une maladie proprement dite, ou peut-être ne fait-il que détruire son élément spécifique (Introd. LIII).

INTROD. LXIX. L'action substitutive ne peut pas s'expliquer
» par le similia similibus. C'est très vraisemblablement, en
» faisant dominer dans une phlegmasie de mauvaise nature,
» l'élément sain ou physiologique sur l'élément morbide, ou
» en dévorant celui-ci qu'agissent alors les topiques irritants.
    » Or une inflammation franche ou physiologique, et une
» inflammation morbide, gangréneuse, diphtéritique, syphili-
» tique, scrofuleuse par exemple. ne se ressemblent en rien.
» Aux yeux du pathologiste, elles sont même plus opposées
» que semblables, puisque le caractère de l'une est la tendance
» réparatrice et curative, celui de l'autre la tendance septique
» et désorganisatrice
    » Alors que le principe thérapeutique des contraires est
» plus évidemment démontré que jamais, on a proclamé celui
» des semblables (LXX).

Il est inexact de dire, comme on le fait souvent, qu'une maladie se substitue à une autre. Une maladie formée de toute pièce ne vient pas chasser une autre maladie et la remplacer, comme une mouche chasse une autre et prend sa place, ou comme dans les doubles décompositions chimiques, une base se substitue à une base. De pareilles substitutions ne sont possibles qu'en physique et en chimie. C'est cette idée fausse, née de l'abus de l'anatomie cadavérique, qui a fait jadis administrer dans la phtisie pulmonaire, les sels de chaux et de soude, dans l'espoir que la matière calcaire irait transsuder au niveau de la partie malade, et se substituer complaisamment à la matière tuberculeuse ramollie.

L'observation qui a établi le fait de l'action propre, spécifique des tissus vivants, devrait faire bannir du langage scientifique des expressions aussi équivoques.

Dans l'inflammation, l'action vitale cellulaire est pervertie par un modificateur morbide, qu'on est convenu d'appeler un irritant; l'agent curatif d'une inflammation, quel qu'il soit, agit en modifiant l'action vitale malade et en la ramenant graduellement à l'état normal. Il n'y a pas là substitution de maladie, il y a application d'un agent modificateur de l'action vitale.

Depuis Broussais, l'inflammation domine la pathologie.

Aussi longtemps qu'on persiste à ranger dans la classe des phlegmasies, l'inflammation simple et celles que MM. Trousseau et Pidoux appellent spéciales, spécifiques, de mauvaise nature, on doit les envisager toutes, comme des perturbations de l'action cellulaire nutritive, déterminées par le contact d'un agent irritant.

Dans la médication irritante substitutive de M. Bretonneau, l'observation montre une action morbide déterminée par un agent irritant — modifiée avantageusement et guérie par l'action provoquée dans le tissu malade par un agent irritant médicamenteux.

Si l'on veut exprimer par une formule, ce fait très singulier, c'est évidemment : Similia similibus curantur qu'il faut dire.

Une inflammation franche ou physiologique et une inflammation morbide, gangréneuse, diphtéritique, syphilitique, scrofuleuse ne se ressemblent en rien disent MM. Trousseau et Pidoux. Pourquoi alors les ranger dans la classes des phlegmasies? D'après la théorie moderne, l'inflammation consiste essentiellement dans une suractivité nutritive, de là appel plus abondant des liquides nutritifs, surabondance de la transsudation plastique. Toutes les altérations anatomiques ultérieures, ont avec ces modifications nutritives primordiales une filiation étroite.

Les cellules comprimées par l'exsudat, gênées dans leurs fonctions régulières, ne peuvent faire subir à cette quantité exagérée de liquide plastique, la transformation nutritive ordinaire, delà transformations hétérogènes du liquide plastique, productions diphtéritique, scléreuse, fibrineuse, et, par suite de compression, disparition des cellules normales, thrombose, nécrobiose, ulcération et quelquefois gangrène inflammatoire.

Toutes ces altérations inflammatoires se ressemblent au

moins en ce point essentiel qu'elles ont une genèse commune, ce sont des effets d'une même cause.

L'expression d'inflammation saine forme une antonymie sans aucune signification, car la santé est la négation de la maladie.

L'inflammation traumatique, ce type d'une inflammation idéale qu'on qualifie de franche, naturelle, n'a pas toujours une marche régulière avec tendance réparatrice ou curative, elle aboutit quelquefois à des suppurations longues, à des ulcérations et à la gangrène.

Au reste les deux ordres de faits qui paraissent établir si logiquement la théorie de MM. Trousseau et Pidoux, auraient bien besoin d'être mieux démontrés dans la pratique. Un ulcère syphilitique ne guérit pas aussi facilement par une cautérisation avec le nitrate d'argent, et les ulcérations et les inflammations de l'oreille, de la bouche, du nez et de la muqueuse oculaire qui se développent chez les scrofuleux et chez les tuberculeux se montrent bien souvent rebelles à toutes les applications irritantes.

Il ne me paraît pas non plus qu'il soit exact de dire, que les inflammations simples des muqueuses sont exaspérées par l'application des irritants, quand on prend la précaution bien naturelle, de proportionner l'énergie de l'irritant médicamenteux au degré d'intensité de l'irritation morbide.

L'angine, la conjonctivite et le coryza simples, guérissent quelquefois très vite, quand on les traite au début par des lotions ou des fumigations légèrement irritantes.

Depuis M. Bretonneau, on guérit plus d'inflammations de l'intestin par le sulfate de soude que par les sangsues (Trous. Pid. LV).—S'est-on assuré que toutes ces entérites doivent être rapportées aux inflammations spécifiques, morbides, de mauvaise nature? Cela serait nécessaire pour contrôler les faits qui servent de base à la théorie substitutive de MM. Trousseau et Pidoux, théorie ingénieuse mais qui a le défaut de n'être pas conforme à l'observation.

Et puis, il est encore inexact de dire que les agents employés ordinairement comme irritants substitutifs provoquent une inflammation *essentiellement* franche, de bonne nature.

Le nitrate d'argent, le sulfate de zinc, le calomel et les autres préparations mercurielles, l'arsenic, les alcalis, la potasse, la chaux, la soude etc. peuvent donner lieu à une inflammation pultacée, diphtéritique, ulcéreuse et même gangréneuse.

L'eczema aiguë, causé par l'application topique d'une pommade *mercurielle*, guérit très bien par des lotions de *sublimé* (Trous. et Pid. t. I p 301) C'est de l'Isopathie.

L'inflammation cantharidienne est essentiellement pseudo-membraneuse, comme Bretonneau l'a si bien démontré (Trous. Pid. t. I p. 625).—Et les cantharides ont été employées avec succès par Groenevelt, Th. Bartholin, Werloff, Richard Mead, Roberston pour combattre la blennorrhagie (Trous. Pid. t. I p. 628). Voilà donc une inflammation artificielle de mauvaise nature qui se substitue à une irritation morbide simple et la guérit.

Nous verrons plus loin que certains anti-spasmodiques, ont la propriété de développer chez l'homme sain, des spasmes artificiels analogues à ceux qu'ils calment ou guérissent chez les malades.

Que devient dans tous ces cas, l'explication de MM. Trousseau et Pidoux? Et qui donc se montre cette fois, le plus correct dans son langage, qui donc reste le plus fidèle à la méthode expérimentale, ou bien MM. Trousseau et Pidoux qui veulent rattacher quand même la médication irritante substitutive à la formule contraria contrariis, à l'aide d'une théorie démentie par l'observation; ou bien Hahnemann qui se borne à constater sans explication, par la formule Similia similibus, ce fait très étrange mais incontestable; la guérison d'une maladie par un agent capable de provoquer chez l'homme sain, une maladie analogue à celle qu'il guérit?

L'action préservatrice de la vaccine est encore bien digne d'être méditée. Le bouton vaccinal ressemble par sa forme, sa disposition ombiliquée, son évolution et par la réceptivité de l'organisme au bouton de la variole; et ce qui est bien remarquable, c'est de voir cette légère éruption produire dans l'économie, la même énergie préservatrice qu'une variole complète, de sorte que, comme préservatif, un bouton vaccinal équivaut à la maladie complète. Il me paraît impossible de rattacher cette action à la formule contraria contrariis.

Mais la vaccine ne guérit pas la variole, disent MM. Trousseau et Pidoux (Introd. LXX).

Elle guérirait la petite vérole déjà existante, si celle-ci ne l'emportait pas sur elle en intensité dit Hahnemann ; il ne lui manque pour produire cet effet que l'excès d'énergie qui d'après la loi naturelle doit coïncider avec la ressemblance homœopathique, pour que la guérison puisse s'effectuer (Organ. p. 136). Je cite, je n'apprécie pas.

« Une affection dynamique dans l'organisme vivant, est
» éteinte d'une manière durable par une *plus forte,* lorsque
» celle-ci *sans être de même espèce* qu'elle, lui *ressemble*
» *beaucoup* quant à la manière dont elle se manifeste (Organ.
» § 26).

De quelque manière qu'agisse un médicament direct ou spécifique, disent MM. Trousseau et Pidoux, soit qu'il détermine des symptômes d'apparence semblable, soit qu'il détermine des symptômes d'apparence dissemblable, dans l'un et l'autre cas, il agit selon le principe *contraria contrariis,* c'est-à-dire que ses effets étant incompatibles avec ceux de la maladie, ils s'excluent et se neutralisent etc. (LXXXV).

C'est dire qu'un médicament, par cela même qu'il guérit, est nécessairement antipathique à la maladie et qu'il la contrarie.

Cela est d'une évidence incontestable, mais c'est tout simplement poser la question en d'autres termes ; car pour décider entre les deux formules, il reste toujours à savoir, si le remède qui contrarie le plus la maladie, qui lui est le plus antipathique, qui la neutralise, la guérit le mieux, doit être recherché parmi les substances qui administrées à l'homme sain, produisent chez lui des symptômes analogues ou contraires à ceux de la maladie qu'on cherche à contrarier, à neutraliser, à guérir.

Cette question est importante pour la pratique; car il s'agit de décider si l'expérimentation physiologique des médicaments, peut oui ou non, faire présumer leur action curative. L'affirmative permettrait, en étudiant l'action des médicaments sur l'organisme sain de trouver des moyens de guérison ou d'amélioration presque certains pour beaucoup de maladies. L'expérimentation physiologique deviendrait, dans tous les cas, un guide précieux pour l'expérimentation thérapeutique. Cette dernière, abandonnée à elle même, demande ordinairement, avant de donner un résultat, des essais multiples et un temps fort long, au grand préjudice de la santé et quelquefois de la vie de plusieurs malades. Et puis, il y a quelque chose de très pénible et même d'humiliant pour un médecin, possédant de nombreuses connaissances scientifiques, laborieusement acquises, d'être réduit dans sa pratique à chercher, si par hasard le médicament qu'il se décide à essayer, ne guérirait pas son malade.

Un remède qui agit vitalement ne modifie jamais une maladie, que par l'intermédiaire de son action physiologique (1) ; ils est dès lors rationnel de penser, il est même évident qu'il doit y avoir une connexion entre l'action physiologique du remède et son action curative.

Chercher à définir le rapport qui existe entre ces deux actions, n'est certes ni ridicule, ni oiseux, ni téméraire.

Hahnemann a résolu le problème par la formule similia similibus, MM. Trousseau et Pidoux indiquent contraria contrariis. J'ai suffisamment discuté cette dernière formule, qui me paraît d'une application beaucoup trop restreinte pour qu'il soit utile ou même possible de la présenter comme une loi de thérapeutique; la formule homœopathique est au contraire d'une application beaucoup plus étendue.

« Les applications de la Médication substitutive topique

_____

(1) C'est par l'action pathogénétique dont elles sont douées, que les substances médicinales actives modifient les maladies et peuvent les guérir (Trous. Pid. Trait. thérap. Préface III).

» sont réellement *innombrables*. La plupart des maladies
» aiguës et chroniques de la peau, en tant qu'affections locales,
» ressortissent à cette grande médication; il en est de même
» des maladies des membranes muqueuses (Trous.-Pid. tom.
» I. p. 654).

C'est justifier le similia similibus comme principe de thérapeutique, non pas il est vrai, comme principe général absolu,
ainsi que le veut Hahnemann, mais comme un précepte qui
s'applique à un nombre innombrable de cas.

Cette conclusion est tellement vraie que MM Trousseau
et Pidoux sont obligés de l'admettre. En parlant de la Médication irritante subsitutive, voici ce qu'ils disent : Tom. 1
p. 641.

« Lorsque Hahnemann émit ce principe de thérapeutique :
» Similia similibus curantur, il *prouva* son dire en l'appuyant
» sur des faits empruntés à la pratique des médecins les plus
» éclairés. *De toute évidence*, les phlegmasies locales guéris-
» sent souvent par l'application directe des irritants, qui
» causent une inflammation analogue, inflammation théra-
» peutique, qui se substitue à l'irritation primitive.»

Mais l'observation, le meilleur guide dans les sciences
naturelles, l'observation qui prime les théories et les hypothèses les plus ingénieuses, prouve que la loi homœopathique
ne se vérifie pas seulement pour les irritants thérapeutiques
mis en contact directement avec des tissus enflammés, mais
qu'elle se justifie encore pour les remèdes qui, administrés à
l'intérieur et absorbés, ont la propriété de provoquer une
irritation dans certains tissus.

L'observation démontre en second lieu, que le Similia
similibus est applicable à des maladies et à des médicaments
autres que les irritations naturelles et les irritants médicamenteux.

Je vais immédiatement citer un exemple péremptoire de
ces faits dans l'action de la Térébenthine (Voir. Trait.thérap.
de MM. Trousseau et Pidoux. tom. II p. 918 et suivantes) :

Appliquée sur la peau ou sur les muqueuses, la Térébenthine agit comme irritant et détermine rougeur, chaleur, hyperesthésie et quelquefois une légère éruption vésiculeuse.

Comme tous les excitants balsamiques, la térébenthine est employée localement comme irritant substitutif dans les inflammations chroniques de la peau et des muqueuses, dans les otorrhées, les ophtalmies chroniques, dans les suppurations anciennes et par le docteur Girodamo Leopardi pour combattre l'érysipèle surtout traumatique.

Administrée à l'intérieur, à dose assez élevée (de 4 à 60 grammes), la térébenthine provoque des phénomènes d'irritation dans les voies digestives : Chaleur, âcreté dans le pharynx, l'oesophage et l'estomac, nausées, vomissements, coliques, météorisme du ventre.

Baglivi et Van Swieten ont employé avec succès la térébenthine dans les dévoiements chroniques et colliquatifs, et particulièrement dans ceux qui se déclarent au dernier degré de la phtisie pulmonaire.

Consécutivement à son absorption, la térébenthine provoque deux ordres de phénomènes morbides plus ou moins intenses, suivant la dose administrée et suivant la susceptibilité individuelle.

1° Une excitation générale caractérisée par la fièvre, sueurs, herpès labialis, éruptions érythémateuses, vésiculeuses ou papuleuses sur la peau, céphalalgie, vertiges, ivresse, délire suivi d'état syncopal.

2° Des phénomènes d'irritation dans certains appareils organiques, dans les membranes muqueuses spécialement dans celles des voies aériennes et urinaires, et dans le système nerveux.

Organes urinaires :

Douleurs et chaleur vives dans les lombes au niveau des reins et dans l'hypogastre (vessie), ténesme vésical, douleur dans l'urèthre, strangurie, ardeur cuisson vive en urinant, dysurie, quelquefois une véritable uréthrite, urines rares, rouges sanguinolentes, érections douloureuses.

Or c'est précisément contre les affections inflammatoires de la muqueuse des voies urinaires, que la térébenthine a l'efficacité la plus incontestable : La cystite chronique même ulcéreuse, les Anglais la donnent même dans le catarrhe vésical aigu, l'uréthrite aiguë et chronique.

Organes respiratoires :

Les muqueuses deviennent sèches, comme au début d'une inflammation catarrhale, elles sont injectées, turgides et chaudes. Douleurs sous-sternales, picotements dans la trachée comme au début de la bronchite, quelquefois des crachats striés de sang.

La térébenthine a été employée avec succès dans les bronchites chroniques, dans les catarrhes pulmonaires qui simulent quelquefois ou accompagnent la fonte tuberculeuse, et contre l'hémoptysie.

Système nerveux :

La térébenthine provoque une sensibilité exquise surtout dans les extrémités inférieures, un endolorissement général des parties spécialement sur le trajet des gros nerfs, de la céphalalgie etc. phénomènes qui indiquent tous une action irritante sur le système nerveux.

Or la térébenthine a été administrée avec succès à l'intérieur contre les névralgies par un grand nombre de médecins (Home, Herz, Thillenius, Cheyne, Pitcairn, Récamier, Murray, Dufour, Delaroque).

Le docteur Martinet a observé que dans les sciatiques, la térébenthine provoque une chaleur accompagnée de sueur dans les membres abdominaux, particulièrement dans celui qui est le siège de la névralgie et plus encore le long du trajet du nerf malade. Le même fait a été constaté par Cullen, Cheyne et Pitcairn dans les affections névralgiques et rhumatismales des membres. Home attribue l'efficacité de la térébenthine dans ces maladies, à cette action qu'il nomme topique.

MM. Trousseau et Pidoux ont obtenu de nombreux succès dans toutes les névralgies, même dans les viscéralgies et plus particulièrement dans les névralgies de l'estomac et de tous les viscères qui ressortissent du plexus solaire.

MM. Trousseau et Pidoux attribuent l'action curative de

la térébenthine dans le catarrhe chronique de la vessie, même lorsque cette substance est prise intérieurement, et ne va changer l'état des muqueuses qu'en passant par les voies de l'absorption et de la circulation, à une irritation substitutive analogue à l'action évidente et incontestable qu'elle exerce, quand on l'applique directement sur les surfaces muqueuses siège d'un écoulement mucoso-purulent ou sur des ulcérations cutanées suppurantes (Trait. Thérap. tom 11 p. 925).

La logique oblige d'envisager de la même manière l'action de la térébenthine dans les irritations respiratoires et dans les névralgies, et aussi l'action d'autres balsamiques tels que le copahu et le goudron qui ont des propriétés analogues.

Mais ce mode d'action n'est pas spécial à la térébenthine et aux substancee résineuses et balsamiques; d'autres agents irritants agissent ainsi, après leur absorption, sur des irritations; et des médicaments autres que les irritants guérissent des maladies non inflammatoires, par ce mode que MM. Trousseau et Pidoux croient expliquer en l'appelant une substitution, et que Hahnemann constate simplement en disant : Similia similibus curantur. Je vais citer à l'appui, des preuves tirées de l'ouvrage même de MM. Trousseau et Pidoux.

Le Plomb (tom. I. p. 187).

L'intoxication saturnine se traduit par des névralgies qui occupent les nerfs de la vie végétative et de la vie animale, et quelquefois par des accès épileptiques.

Le plomb a été vanté contre les névralgies et pour combattre l'épilepsie.

Mercure (tom. I. p. 250).

Action physiologique :

Inflammation de la muqueuse buccale, salivation, gencives rouges, gonflées, douloureuses quelquefois recouvertes d'une pellicule blanche, glossite, angine, ulcérations de la langue, des joues, des gencives et du pharynx; nécrose des alvéoles, nécrose des maxillaires.

Fièvre avec dépression du pouls et des forces, quelquefois délire aigu, inappétence, diarrhée.

Eruptions diverses à la peau, roséole, erythème scarlatini-forme, papules, vésicules, rarement des pustules. Quelquefois le mercure provoque du coté des parties génitales des maladies ulcéreuses comme la syphilis.

Hébétude, dépression intellectuelle, hallucinations, manie, tremblement des membres, affaiblissement musculaire, épi-lepsie, chorée mercurielle. Ces derniers accidents ne s'obser-vent guère que dans l'intoxication lente; il en est de même de l'état cachectique mercuriel caractérisé par la dissolution du sang, l'anasarque, la tendance aux hémorrhagies passives.

Chez les femmes, fréquemment avortement et mort du fœtus.

Symptômes de la Syphilis.

Les accidents secondaires de la syphilis occupent surtout la peau et les muqueuses.

Ce sont du coté des muqueuses : des rougeurs, des syphi-lides, des ulcérations, des plaques muqueuses, des excroissan-ces et des végétations occupant là muqueuse de la bouche, des amygdales, du pharynx, des fosses nasales, et même des voies aériennes, et les parties génitales.

Du coté de la peau : Ce sont des éruptions érythémateuses, vésiculeuses, papuleuses, pustuleuses, tuberculeuses et squam-meuses.

La carie et la nécrose sont communes à la vérole et à l'hydrargyrie.

Les douleurs ostéocopes nocturnes. fréquentes dans la syphilis ont été observées, mais très rarement dans l'intoxica-tion mercurielle. Les exostoses et les périostoses n'ont pas été observées dans l'hydrargyrie; et on sait que le mercure est beaucoup moins efficace contre les accidents tertiaires que contre les accidents secondaires de la syphilis.

La syphilis amène également un état cachectique comme l'empoisonnement mercuriel chronique.

Chez les femmes fréquemment avortement et mort du fœtus.

On ne saurait nier qu'il y a une analogie entre les accidents provoqués par le mercure et les symptômes de la syphilis; cela est tellement vrai, qu'il se présente des cas, où il est très difficile et même impossible de diagnostiquer avec certitude, si les symptômes qu'on observe chez un malade sont syphilitiques ou mercuriels (Trous. Pid. tom. I. 261).

Le mercure et le virus syphilitique ont en commun ce caractère général et *essentiel,* que tous deux donnent naissance à une maladie dépressive et destructive des tissus. Les accidents inflammatoires que ces causes provoquent, sont évidemment de ceux que MM. Trousseau et Pidoux appellent morbides et de mauvaise nature; et cependant le mercure qui excite dans les tissus sains des actions antiplastiques, destructives, exulcérantes, provoque dans les tissus rongés par la vérole des actions saines, plastiques, réparatrices. Voilà donc, pour employer le langage de MM. Trousseau et Pidoux, une maladie de mauvaise nature qui se substitue à une maladie de mauvaise nature et la guérit. Comment donc ces auteurs parviendront-ils à adapter à ce cas, leur explication sur le mode d'action des agents de la Médication substitutive. Ne vaut-il pas mieux se contenter de dire : Similia similibus curantur, et confesser franchement l'ignorance où l'on est, sur le mécanisme de ces singulières guérisons.

Arsenic (tom I. p. 391).

A dose assez élevée, 5 centigrammes, l'arsenic agit comme irritant des voies digestives.

Après absorption, il provoque :

Douleurs et lassitudes dans les membres, la sensibilité de la peau est surexcitée surtout vers les extrémités, démangeaisons insupportables, brusques sensations de chaleur et de froid. D'après Harles, l'arsenic produit une sorte de fièvre rémittente.

Céphalalgie constante, oppression très pénible (Blandet),

gastralgies, dyspnée, toux, crachats et symptômes de la phtisie. Névralgies diverses, arthralgies, crampes musculaires, attaques convulsives, tremblements, paralysie des membres (chez les ouvriers soumis à l'influence de l'arsenic dans certaines industries).

En s'éliminant par la peau, il y détermine des phénomènes d'irritation pouvant aller jusqu'à l'inflammation, de là prurit, tâches brunes, éruptions diverses vésiculeuses, papuleuses et quelquefois ulcérations cutanées.

Or l'arsenic a surtout été employé, comme agent substitutii dans les maladies chroniques du tube digestif, pour combattre les fièvres intermittentes, les névralgies, certaines névroses, l'état nerveux spasmodique, l'épilepsie, la chorée, l'angine de poitrine, l'asthme ; il a procuré une amélioration marquée dans la phtisie pulmonaire, et il est un des remèdes les plus utiles contre les affections de la peau, contre les dartres.

MM. Trousseau et Pidoux, Devergie, Legroux, Foville père et fils, Titon, Oween Rees ont employé l'arsenic avec avantage contre le diabète.

Or, M. Cyr a constaté que l'arsenic peut *sûrement* déterminer un diabète même permanent. (Journal de soc. des sc. médic. de Bruxelles. Juin 1879 p. 534).

Nitrate d'argent (tom. 1. 441).

D'après Orfila, Krahmer, MM. Charcot et Ball, le nitrate d'argent agit surtout sur les organes respiratoires et le système nerveux. Il provoque la sécrétion d'une grande quantité d'écume bronchique qui peut amener l'asphyxie. Il occasionne des convulsions et des paralysies surtout des paraplégies.

Il a été employé avec succès dans l'épilepsie, la chorée, la paralysie générale progressive et la paraplégie.

Chlorure de Sodium.

Le sel qui augmente la soif chez les personnes saines, diminue la soif chez les diabétiques (Bouchardat).

11

Cantharides (tom. 1. 621).

Les cantharides qui provoquent la dysurie et l'irritation des organes génito-urinaires, ont été vantées par Groenevelt pour combattre la dysurie et par Bertholin, Werloff et Richard Mead dans la blennorrhagie et le catarrhe vésical. MM. Trousseau et Pidoux pensent qu'elles agissent, dans ces cas, par irritation substitutive.

Les cantharides qui déterminent l'assoupissement, le délire et le ralentissement de la circulation ont été vantées par Hippocrate dans l'apoplexie.

L'Ipécacuanha (tom. I. 832).

Violent irritant local, l'ipécacuanha exerce sur l'appareil respiratoire une influence remarquable, il provoque chez certaines personnes des accès d'asthme.

Il a été employé avec succès dans la dysentérie, dans l'asthme nerveux et dans l'asthme humide.

Noix Vomique (tom. II. 4).

La noix vomique qui provoque des vertiges, l'incertitude de la marche, des spasmes et des convulsions, réussit pour guérir la chorée.

La noix vomique, agent tétanique, a donné de bons résultats dans le tétanos.

La noix vomique qui provoque des secousses convulsives dans le diaphragme et des spasmes dans la glotte, a réussi contre le hoquet.

La noix vomique qui produit dans les nerfs des fourmillements et des sensations douloureuses, comparables à celles qui accompagnent le passage des étincelles électriques, a été employée avec succès contre les névralgies, les viscéralgies, la colique saturnine.

La noix vomique qui produit la gêne de la respiration, une sorte d'asthme résultant de la contracture des muscles inspirateurs qui empêche la dilatation complète de la poitrine, a réussi contre l'asthme nerveux.

Rhus radicans (tom. II. 37).

Le contact, les émanations de cette plante, l'inoculation du suc produisent une affection vésiculeuse et comme érysipélateuse à la face, au mains et aux parties génitales.

Il a été vanté contre les dartres par M. Dufresnoy de Valenciennes et par beaucoup d'autres médecins recommandables.

L'Electricité (tom. II. 86).

L'électrisation qui exalte la sensibilité et détermine des douleurs parfois très vives, a été employée avec succès par Duchenne contre l'hyperesthésie des hystériques et contre les névralgies sciatique, linguale etc.

L'acupuncture fait disparaître certaines douleurs névralgiques ou rhumatismales.

Opium (tom. II. 155).

L'Opium qui produit un délire tranquille avec faiblesse des muscles, abattement, somnolence, a été employé par beaucoup de médecins dans le traitement de la folie; ils ont constaté que l'opium était de la plus grande utilité, quand la maladie se caractérisait surtout par la tristesse, de l'affaissement, la lypémanie avec ou sans hallucinations, l'exstase, la stupeur.

L'usage prolongé de l'opium produit un état de marasme avec tremblement continuel.

L'opium a été vanté pour combattre les tremblements mercuriel, alcoolique et la chorée.

A hautes doses, les principes actifs de l'opium occasionnent la mort après des convulsions tétaniques violentes.

L'opium à haute dose, est un des moyens les plus usités contre le tétanos.

L'opium qui occasionne des poussées éruptives vers la

peau, démangeaisons, prurigo, urticaire, exanthème, ec-
zéma, est regardé comme un des plus utiles remèdes dans les
maladies éruptives de la peau, surtout dans la variole et la
rougeole.

Le vomissement est un des symptômes les plus fréquents
provoqués par l'opium, et l'opium est un des meilleurs moyens
à opposer au symptôme vomissement.

L'opium qui provoque et augmente le flux menstruel a
été préconisé par Whytt dans les métrorrhagies qui suivent
l'avortement ou l'enfantement.

Belladone (tom. II. 204).

La belladone qui provoque le délire et des convulsions a
été employée avec succès contre les maladies convulsives et
délirantes.

La belladone qui, à dose élevée, produit une folie passagère, a procuré d'assez nombreux succès dans la folie (Murray).

La belladone qu'on a vantée dans le traitement de la manie,
n'est efficace qu'à condition que l'on substituera au délire
maniaque, un autre délire, celui que provoquent ordinairement les solanées vireuses. (Trous. Pid. tom. II. 376).

La belladone qui produit la sécheresse de la gorge, la
constriction du pharynx, la dysphagie, l'aphonie, la rougeur
et l'injection des yeux, et sur la peau une rougeur uniforme
lie de vin, qui ressemble d'une manière frappante à l'éruption
scarlatineuse, a été préconisée comme préservatif de la scarlatine par Hufeland.

Stramoine (tom. II. 238).

La stramoine qui provoque des hallucinations et une folie
passagère, a été employée avec succès dans la folie (substitution) par Storck, Schneider, Amelung, M. Moreau de Tours.

Harles ayant remarqué que les symptômes secondaires à
l'absorption du Datura stramonium, présentaient quelque
analogie avec ceux de la rage, avait conseillé dans l'hydro-

phobie l'extrait de cette plante à la dose de 15 à 20 centigr.
par jour en 3 doses, et il a réussi à calmer ses malades
plusieurs fois. Mayerne, Breva et Eletore de Milan, ont
employé avec succès la décoction des baies de datura stramonium contre la rage déclarée (Art. de l'Abeille médic.
reprod. par le Journal. de Soc. des sc. médic. de Bruxelles.
Octob. 1878. p. 339).

Le Tabac. (250) qui provoque l'anxiété précordiale, de
l'étouffement, des palpitations, des spasmes bronchiques, des
névroses multiformes, l'angine de poitrine, la gastro-entéral-
gie, a été employé avec succès dans l'asthme nerveux, la
coqueluche, la colique de plomb, l'iléus spasmodique.

La Jusquiame. (259) qui produit l'ivresse, le délire, des
hallucinations et des accidents choréiques, a été vantée dans
la chorée hystérique.

L'Aconit napel. (279) poison narcotico-âcre, paraît avoir
une action spéciale et élective sur le nerf trijumeau. Il produit dans toutes les parties animées par les rameaux sensitifs
de ce nerf, des sensations particulières le plus souvent douloureuses.

L'aconit a une efficacité incontestable contre les névralgies
de la face, la céphalalgie nerveuse, le tic douloureux.

La Ciguë (294) qui provoque une sensation de fourmille-
ment désagréable à la peau et quelquefois des éruptions
érythémateuses, a été vantée contre les dartres.

L'Ammoniaque et les amandes amères, qui produisent
une sorte d'ivresse, dissipent les fumées du vin chez une foule
de personnes (tom. II. 320).

La Valériane (441) produit la céphalalgie, l'incertitude et
la susceptibilité dans l'ouïe, la vue, la myotilité, et par suite
des vertiges très fugaces. Elle bouleverse la sensibilité et les
fonctions musculaires, elle excite des phénomènes nerveux
analogues aux spasmes morbides.

Or la Valériane agit surtout contre le névrosisme, l'état
nerveux, les spasmes, vapeurs, maux de nerfs, vertiges passa-
gers, étourdissements, incohérence nerveuse.

Le Musc (461) remède anti-spasmodique, occasionne céphalalgie nerveuse, vertiges et chez quelques femmes des spasmes hystériques.

Le Camphre (495) qui produit, à hautes doses, des phénomènes fébriles intenses et des formidables symptômes d'irritation cérébrale, a été vanté dans les fièvres, les inflammations et dans la manie. Tous les praticiens qui l'ont prescrit dans la manie l'ont porté à hautes doses et avec persévérance.

L'Ether (503) exalte la sensibilité sensoriale, produit des vertiges auxquels succèdent bientôt une certaine obtusion des sens, des fourmillements. A hautes doses, il produit l'ivresse à ses divers degrés.

En résumé, l'éther dans ses divers modes d'administration produit la série des symptômes spasmodiques, depuis l'exaltation et l'incohérence nerveuse, jusqu'à l'abolition complète des fonctions nerveuses (coma et carus).

Or l'éther est surtout employé pour combattre la mobilité nerveuse, les maladies vaporeuses, spasmodiques, hystériques, les affections convulsives et comateuses.

Quinquina et Quinine (tom. II. 575).

Action physiologique.

Action topique irritante. Douleurs gastriques, gastralgies, vomissements, quelquefois diarrhée. — Action consécutive à l'absorption : bourdonnements d'oreilles, tintements, quelquefois surdité, éblouissements, céphalalgie avec sentiment de resserrement des tempes.

A haute dose, il produit une surexcitation particulière dans le système nerveux cérébro-spinal et dans le système circulatoire

M. Trousseau a vu à l'hopital de Tours, une jeune religieuse rester folle pendant un jour, pour avoir pris en une dose, 1 gram. 25 centigr. de sulfate de quinine.

Un autre malade ayant pris en une fois, 3 gram. de sulfate de quinine pour se guérir d'un asthme périodique, éprouve 4 heures après, des bourdonnements d'oreilles, des étourdissements, des vertiges, des vomissements ; 7 heures après l'administration de la quinine, le malade était aveugle et sourd, délirait et ne pouvait marcher à cause des vertiges.

M. Briquet a observé le délire, les convulsions, et même des accidents de véritable méningite suivis de la mort dans la prostration, le collapsus général, le coma (580).

L'observation de chaque jour, dit M. Bretonneau, prouve que le quinquina, donné à haute dose, détermine chez un grand nombre de sujets un mouvement fébrile très marqué. Les caractères de cette fièvre et l'époque à laquelle elle se manifeste varient selon les individus. Le plus souvent des tintements d'oreilles, la surdité et une sorte d'ivresse précèdent l'invasion de cette fièvre, un léger frisson s'y joint; une chaleur sèche accompagnée de céphalalgie, succède à ces premiers symptômes, s'éteint graduellement et se termine par la moiteur. Loin de céder à de nouvelles et à de plus fortes doses de ce médicament, la fièvre causée par l'absorption du principe actif du quinquina ne manque pas d'être exaspérée. (tom. II. 576).

Hahnemann observant sur lui-même l'action du quinquina, a constaté que ce remède produisait des accès fébriles inter-mittents. Cette découverte a été le point de départ d'expé-riences faites avec d'autres médicaments, expériences qui l'ont conduit à formuler la loi des semblables.

Les effets que le sulfate de quinine produit sur le système nerveux, sont parfaitement indépendants de l'action irritante topique, qu'il exerce sur le tube digestif. Ce qui le prouve, c'est qu'il irrite quelquefois très violemment le canal, sans occasionner d'effets généraux, et que d'autres fois il donne lieu à des accidents nerveux assez intenses, sans que les actes de la digestion en aient été troublés.

M. Briquet, qui a fait une étude spéciale de l'action physiologique et thérapeutique du quinquina et du sulfate de quinine, leur attribue une action sédative et contro-stimulante sur le système nerveux encéphalo-rachidien et plus spéciale-ment encore sur l'appareil de la circulation (578). Or c'est précisément cette sédation plus ou moins durable et spontanée qui, aux yeux de M. Briquet, constitue le véritable mode d'action du médicament, celui qui lui servira à peu près exclusivement pour rendre compte de ses effets thérapeutiques.

Bally a constaté que le quinquina à haute dose, jouit de la propriété de calmer le système nerveux; Mérat, Delens et Guersent lui attribuent une vertu narcotique très manifeste. M. Jacquot lui reconnaît une vertu stupéfiante.

Giacomini, Baudeloque, Guersent, MM. Pereira, Rillet, Barthez, Legroux, Dupré et Favier ont signalé le ralentissement très notable du pouls sous l'influence du quinquina pris à haute dose, soit dans l'état de santé, soit dans le cours de diverses maladies fébriles (578). Ces résultats sont contradictoires à ceux obtenus par MM. Trousseau, Pidoux et Bretonneau.

L'action primitivement stimulante sur le système nerveux et circulatoire du sulfate de quinine à haute dose, observée par MM. Trousseau, Pidoux, Bretonneau et dans certains cas par M. Briquet, ramènerait à la médication substitutive de ces auteurs, à la méthode homœopathique de Hahnemann, l'action thérapeutique du quinquina dans les fièvres, les névralgies, certaines névroses, l'ivresse et le délirium tremens. Tandis qu'il n'en serait plus de même, s'il était constaté que la quinine exerce primitivement une action sédative, controstimulante sur l'innervation et la circulation.

C'est une question à revoir.

Une chose à remarquer c'est que le sulfate de quinine, topique irritant qui est éliminé par les urines, est contre-indiqué dans les phlegmasies des voies digestives et urinaires. Ainsi le sulfate de quinine, administré à l'intérieur, exaspère la blennorrhagie, tandis que la térébenthine, les cantharides, le copahu, qui sont également irritants, guérissent l'urétrite tout comme les injections de nitrate d'argent ou de sulfate de zinc. Preuve évidente que, les agents irritants substitutifs agissent vitalement et qu'ils ne diffèrent pas seulement entre eux par le degré d'intensité mais aussi par leur qualité.

Le quassia amara (631). A très haute dose, cause des

vertiges et des vomissements. Employé avantageusement pour combattre le vertige stomacal.

La Sauge, (746) qui est un puissant sudorifique a été préconisée pour arrêter les sueurs immodérées et débilitantes (Van Swieten).

Alcool (803).

Topique irritant et même légèrement escharotique, l'alcool a été employé avec succès, en application locale pour combattre les brûlures, l'érysipèle, pour prévenir le développement des furoncles et en arrêter l'inflammation.

L'alcool, agent de combustion, a été vanté par Tood, M. Behier etc. pour combattre la fièvre qui consiste essentiellement en une combustion exagérée.

L'alcool dont l'action primitive est d'exciter la circulation et les fonctions du système nerveux, l'alcool qui est un agent pyrétogénétique, a été employé pour combattre les maladies franchement inflammatoires, accompagnées de réaction fébrile intense et d'excitation cérébro-spinale, l'érysipèle, la pneumonie avec délire et aussi les fièvres typhoïdes graves.

Le Calorique (840).

C'est le type des excitants, il agit comme stimulant général, comme excitant, fluxionnant ou irritant local.

Le calorique dans les maladies aiguës, s'applique à deux ordres d'affections opposées.

1º Dans les maladies algides ou hypothermiques, choléra, asphyxie (contraria contrariis).

2º Dans les maladies fébriles ou hyperthermiques, fièvres, angine, laryngite, bronchite, grippe, pneumonie, pleurésie (similia similibus). Je citerai comme exemples de cette application, les faits suivants qui me paraissent intéressants :

J'ai vu deux hommes jeunes et vigoureux, atteints d'un erysipèle intense de la face et du cuir chevelu, avec fièvre et délire, guérir en quatre jours en se surchargeant littéralement la tête de couches d'ouate et de châles de laine, et en appliquant en même temps des révulsifs aux extrémités.

— 146 —

J'ai vu un malade, atteint d'une inflammation violente du scrotum provoquée par le passage d'une injection iodée dans les bourses, se guérir lui-même en tenant constamment appliquées sur les parties, des feuilles d'ouate chauffées à une température brûlante. Le malade a guéri, sans aucun accident, de l'inflammation des tuniques du scrotum et de l'hydrocèle.

Les jardiniers qui s'écorchent les mains en taillant les arbres à épines, préviennent l'inflammation en tenant pendant quelque temps les mains dans l'eau très chaude.

Chlorate de potasse (tom. II. 900).

Topique irritant énergique, le chlorate de potasse s'élimine surtout par les reins, les glandes salivaires, les muqueuses nasale, buccale, bronchique et la peau.

Il excite la sécrétion des glandes salivaires et des follicules muqueux de la bouche, du pharynx et du larynx, et à cette action physiologique spéciale correspond une sorte de spécificité d'action sur les maladies de la bouche et de l'arrière-gorge.

Il a été employé avec succès pour combattre la stomatite mercurielle, la gangrène de la bouche, la stomatite aphteuse, ulcéro-membraneuse, la laryngite, certaines angines couenneuses sporadiques et même le croup.

M. Ricord est parvenu, à l'aide du chlorate de potasse, à prévenir le développement de la stomatite mercurielle, pendant le traitement hydrargyrique.

La Sabine qui peut déterminer de violentes métrorrhagies, a été recommandée par Beau contre la métrorrhagie. Il l'associe à la Rue et il considère ce mélange comme jouissant d'une efficacité supérieure à celle de l'ergot de seigle (913).

Le Copahu (979)

Exerce sur la peau et les muqueuses, et spécialement sur la muqueuse génito-urinaire, une action irritante analogue à celle de la térébenthine.

Il est le remède de l'uréthrite et son administration n'est pas contre-indiquée par l'état le plus aigu. Au contraire, le mal guérit d'autant plus facilement et promptement, qu'il est traité à une époque plus rapprochée de son invasion. Le copahu fait cesser les érections nocturnes, la douleur et l'inflammation gonorrhéique (Ribes, Delpech, Velpeau etc.). Employé également avec succès contre le catarrhe chronique de la vessie et du poumon.

MM. Trousseau et Pidoux attribuent l'action curative du copahu à une modification irritante substitutive tout-à-fait semblable à celle que le copahu et des substances analogues provoquent, quand on les applique directement sur les muqueuses qui sont le siège d'un flux muqueux exagéré, mucoso-purulent ou purulent.

Soufre (1004).

Administré à l'intérieur le Soufre est laxatif, il excite un état fébrile, la peau exhale une odeur de soufre et les sécrétions muqueuses charrient de l'acide hydrosulfurique.

Les bains sulfureux provoquent une fièvre artificielle et une fluxion critique vers la peau manifestée par des sueurs et une éruption vésiculeuse ou papuleuse. Les bains et les lotions sont très employés contre les dartres.

Les eaux minérales sulfureuses naturelles exercent une action élective incontestable sur l'appareil respiratoire.

Les personnes qui prennent les Eaux-Bonnes, contractent très facilement, d'après MM. Trousseau et Pidoux, un rhume, une bronchite, un catarrhe médicamenteux, surtout pendant les premiers temps où elles en font usage.

Il est rare qu'après 3 ou 4 semaines au plus de l'usage des Eaux-Bonnes, les malades n'éprouvent pas une sensation de chaleur âcre vers le larynx et l'isthme du gosier, une toux sèche, étranglée, particulière, avec une irritation constrictive de l'entrée des voies respiratoires, un peu de dyspnée mêlée à un sentiment de poids et de resserrement du thorax, des douleurs vagues dans les parois de cette cavité, principalement sous les clavicules, quelquefois des hémoptysies etc., et des symptômes généraux d'excitation.

Or les Eaux-Bonnes ont été surtout recommandées pour combattre la susceptibilité catarrhale des voies respiratoires, l'inflammation chronique des bronches, du larynx et la phtisie pulmonaire. Action substitutive ou homœopathique.

La Digitale (1080) qui ,d'après Joerg, excite des érections et des pollutions a été employée avec succès contre la spermatorrhée.

La digitale à haute dose, produit une céphalalgie atroce, des vertiges, du délire, des tremblements spasmodiques, de la prostration. Elle a été employée avec beaucoup de succès pour combattre le delirium tremens.

Par sa formule similia similibus curantur, Hahnemann déduit l'action thérapeutique d'un médicament de son action physiologique. La connaissance de cette dernière action est donc pour lui de la plus haute importance, puisqu'elle sert de base à sa thérapeutique.

Aussi le fondateur de l'homœopathie recommande-t-il naturellement, de ne jamais employer que des remèdes dont on connaît la pathogénésie ; et pour acquérir cette connaissance, fruit de ce qu'il appelle l'expérimentation pure, il prescrit de s'entourer de toutes les précautions qui permettent d'observer avec certitude les effets réels sur l'*homme sain*, de la substance qu'on expérimente, et d'éloigner toutes les circonstances qui pourraient compliquer l'expérience (1).

Aussi les pathogénésies Hahnemanniennes sont-elles bien plus nombreuses et bien plus étendues que les articles qui traitent de l'action physiologique des médicaments dans les

---

(1) Voir les règles prescrites par Hahnemann pour étudier l'action physiologique des médicaments. Organ. § 105 à § 146.

Traités de thérapeutique ordinaires. C'est que la thérapeutique scolastique n'envisage pas du même point de vue, l'action curative des remèdes. Le plus souvent elle n'indique et n'admet aucun rapport entre l'action thérapeutique et l'action physiologique. Celle-ci n'a dès lors qu'une importance pratique très restreinte; ce qu'il importe bien plus de connaître, c'est l'action toxique, pour ne pas nuire. Aussi la recherche de l'action physiologique se fait très imparfaitement, et bien souvent, seulement après que la substance a déjà reçu des applications thérapeutiques.

Ainsi à propos du tannin, MM. Trousseau et Pidoux donnent quelques lignes pour son action physiologique, et aucune indication sur l'action spéciale des autres astringents végétaux, ni de l'alun et du borax, dont l'étude plutôt thérapeutique que physiologique est confondue dans les considérations générales sur la médication astringente. Or certains astringents, tels que le noyer, le ratanhia, le paullinia, le borax ont des applications spéciales, il est donc impossible qu'ils aient identiquement la même action physiologique.

Le manganèse, introduit dans la thérapeutique par M. Petrequin, est indiqué comme succédané du fer, et on ne dit rien de son action physiologique.

L'acide salicylique et les salicylates sont fort usités contre les affections rhumatismales, et leur action physiologique est à peine connue.

Le garou à l'intérieur a été vanté par Russel, Home, Swediaur, Cazenave, Wright dans les maladies du système osseux, les douleurs ostéocopes, les exostoses, les scrofules, les affections dartreuses, le rhumatisme chronique, dans les affections syphilitiques, dans les paralysies.

Or MM. Trousseau et Pidoux n'indiquent de son action physiologique, rien autre chose si ce n'est qu'il est susceptible de produire quelquefois d'assez graves accidents du coté de la vessie (tom. I. 632).

Le cyanure double de fer hydraté a été préconisé par Hasse, Zollickoffer, Kirckhoff, Burgnet dans les fièvres intermittentes, l'épilepsie, la chorée; or on ne connaît rien de son action physiologique, on ne sait même pas avec certitude s'il est toxique.

Pour certains traitements, la thérapeutique admet la formule contraria contrariis. Mais ce principe n'est presque jamais applicable à un ensemble nosographique, mais seulement à quelques symptômes isolés d'une maladie. A ce point de vue étroit, il devient très peu important de connaître l'action physiologique dans toute son étendue. Il importe surtout de savoir si un médicament constipe ou purge, s'il provoque le vomissement, la diaphorèse, la diurèse, l'insomnie ou la somnolence, s'il est sédatif ou stimulant. Et c'est ordinairement aussi en vue de rechercher cet effet thérapeutique qu'on étudie très imparfaitement les substances.

Cependant quelques médicaments sont mieux connus dans leur action physiologique, ce sont surtout ceux qui donnent lieu à des intoxications professionnelles ou autres, tels que le mercure, le plomb, l'opium, l'arsenic, le phosphore et quelques uns encore qui ont été l'objet d'expérimentations spéciales, tels que le quinquina et la quinine, les sels de morphine, la digitale, l'iode etc. Mais les procédés suivis dans ces recherches sont souvent défectueux :

D'après MM. Trousseau et Pidoux (1), M. Briquet s'est appliqué à déterminer l'action physiologique du quinquina, surtout à l'aide de l'expérimentation sur les animaux et de l'observation sur des personnes malades.

Or l'observation a suffisamment établi qu'on ne peut pas, dans ces expériences, conclure légitimement de l'animal à l'homme; d'un autre coté, quand on administre des substances à des personnes malades, le problème devient très complexe; il est difficile et souvent impossible de reconnaître quels sont, parmi les symptômes observés, ceux qui dépendent de la maladie et ceux qui sont provoqués directement par le médicament. A part cela, il est encore une autre remarque très

____

(1) Tom. II. 578, et pour l'Opium tom. II. 157-163.— Voir aussi Préface tom. I. p. III.

importante à faire : c'est qu'un tissu ou un organe malade ne réagit pas de la même manière, au contact d'une substance, qu'un tissu ou un organe sain. Bien au contraire, l'organe malade réagit quelquefois d'une manière tout-à-fait opposée, comme le prouvent les résultats mêmes de la Méthode irritante substitutive. Le sulfate de zinc, le nitrate d'argent sont des irritants pour les muqueuses saines qu'ils enflamment, les mêmes agents mis en contact avec une muqueuse enflammée, amènent la guérison de l'inflammation, ils deviennent antiphlegmasiques.

Peut-être trouverait-on dans ces observations, la raison des résultats différents constatés par M. Briquet et par MM. Bretonneau et Trousseau dans leurs expériences sur l'action de la quinine.

Il est évident que si l'on veut étudier l'action physiologique des médicaments, c'est-à-dire si l'on veut rechercher les modifications qu'ils impriment à l'action normale des organes et des tissus, il faut, comme l'indique Hahnemann, les administrer à des personnes bien portantes; et si l'on veut connaître toute leur action, il faut les administrer à des doses différentes et pendant un temps suffisamment prolongé, à des personnes d'âge, de sexe, de tempéramment et de condition différentes.

Conclusion. Il serait injuste de vouloir juger toute l'étendue d'application du principe thérapeutique de Hahnemann, d'après les notions tres imparfaites de la médecine ordinaire sur l'action physiologique des médicaments; il est déjà bien remarquable de voir ce principe justifié dans un si grand nombre de cas.

Hahnemann a donné sa formule similia similibus curantur, comme un principe général et absolu.

En s'appuyant sur l'observation, il est permis d'affirmer que Hahnemann a exagéré en généralisant,

Il y a un certain nombre de médicaments d'une utilité et d'une efficacité incontestables qui n'agissent certainement pas par la loi des semblables, tels sont les vermicides, le curare et la fève d'épreuve de calabar dans le tétanos, la noix vomique dans les paralysies, les affusions froides employées à la manière de Currie, et les sédatifs dans les fièvres et les inflammations, l'opium dans l'insomnie, les purgatifs dans la constipation, les stimulants dans les sédations morbides etc.

CHAPITRE VII.

DYNAMISATION DES MÉDICAMENTS. — DOSES

INFINITÉSIMALES.

En parlant de ce que les anciens appelaient en physique, les fluides impondérables, j'ai démontré que des substances peu cohésionnées, pouvaient produire des effets mécaniques intenses, hors de proportion avec la masse de matière agissante, mais en rapport avec la vitesse de mouvement des molécules matérielles.

Ce qui est vrai en physique est également démontré en physiologie (action sur les corps vivants de la lumière, de l'électricité, de la chaleur, du magnétisme), et dans certaines limites, par l'observation thérapeutique.

Le soufre brun et visqueux est plus actif que le soufre ordinaire, parce que de deux corps, *le plus actif* est celui qui présente *le moins de cohésion*, disent MM. Trousseau et Pidoux (Trait. thérap. tom. II. p. 1000).

Les procédés pharmacotechniques de l'homœopathie, triturations successives et prolongées avec des poudres inertes, dilutions et succussions, ont précisément pour effet, sinon pour but dans la pensée de Hahnemann, de détruire autant que possible la cohésion des substances.

Détruire l'adhérence entre les molécules, c'est évidemment multiplier, pour un même poids de matière, l'étendue de la surface libre, c'est-à-dire l'étendue de la surface capable de se mettre en contact avec les cellules vivantes. L'action du

12

médicament ne pouvant être conçue que comme une action catalytique, il en résulte que le nombre des cellules vivantes cohtaminées, influencées par le remède augmente à proportion de l'étendue de la surface du médicament. Celle-ci devient dans la théorie du contact, et au point de vue de l'intensité d'action du médicament, un facteur aussi important que le poids même de la substance.

C'est ainsi qu'on peut expliquer ce fait étrange que cinq centigrammes de Calomel, administrés selon la méthode de Law, agissent plus rapidement, avec autant et quelquefois plus d'intensité qu'une dose dix ou vingt fois plus considérable.

Il est juste de dire que cette explication n'a qu'une valeur théorique, elle prouve la possibilité d'action des remèdes homœopathiques, mais elle ne permet pas de conclure à la réalité de cette action.

Mais Hahnemann et ses disciples, affirment de la manière la plus positive, que les doses infinitésimales agissent et qu'elles guérissent, et ils citent en preuve leurs pathogénésies et les résultats de leur pratique. Voilà donc un fait constaté, affirmé par un grand nombre de savants, dont quelques uns ont publié des ouvrages estimables, et ce fait n'est en définitive contraire à aucune théorie scientifique. Ce fait est étrange, mais il n'est pas absurde. Au reste la science ne prévaudrait jamais contre un fait. On ne peut nier sa réalité qu'en s'appuyant sur des faits contradictoires.

Des expériences ont été entreprises dans le but de vérifier l'action des préparations homœopathiques, mais de l'aveu même de MM. Trousseau et Pidoux elles n'ont pas encore donné de résultats concluants :

« Nous sommes environnés sur ce point des faits les plus
» contradictoires, disent MM. Trousseau et Pidoux. Les
» expériences de Matière médicale pure avec les doses infini-
» tésimales n'ont pas réussi en France. Quant aux expériences
» thérapeutiques, celles de l'Allemagne inspirent la plus juste
» défiance, et chez nous le procès clinique commence seule-
» ment à s'instruire sévèrement. (Introd LXXIII).

Et plus loin :

« Quant aux observations physiologiques et cliniques sur
» lesquelles la théorie homœopathique prétend reposer, elles
» ne doivent et ne peuvent être confirmées ou infirmées que
» par des faits favorables ou contradictoires. C'est une appré-
» ciation certainement plus difficile que celle à laquelle nous
» venons de nous livrer (discussion de la doctrine). Ceux de
» nos honorables collègues qui se sont voués depuis quelque
« temps à ce beau travail, et qui ont cru pouvoir donner des
» solutions affirmatives ou négatives, ne nous paraissent pas
» suffisamment pénétrés de cette difficulté. Nous pensons
» qu'ils n'ont pas encore rempli toutes les conditions néces-
» saires pour former leur jùgement. (Introd. XCI).

Dans l'intérêt véritable de la science et de l'humanité, il
est à souhaiter que des médecins, dégagés de toute idée pré-
conçue et surtout libres de toute profession systématique, se
décident à entreprendre de commun accord, la tâche de soumettre au contrôle d'expériences multiples, faites exactement
dans les conditions indiquées par Hahnemann, et suffisamment prolongées, les résultats positifs consignés dans l'homœopathie. Cela me paraît d'autant plus désirable, qu'il
existe en physique et en physiologie, nombre de faits incontestables, dont j'ai déjà cité plusieurs, qui montrent que
l'intensité d'effet produit par une substance, n'est pas toujours
en proportion avec la quantité de matière qui agit. L'intensité
peut être, dans une certaine mesure, indépendante de la
quantité.

Ces faits étendent beaucoup la limite que notre esprit,
jugeant par comparaison avec ce qu'il connaît de la matière
pondérable, serait tenté d'assigner à la possibilité d'action des
particules infiniment petites.

Parmi les faits de l'ordre physiologique, je rappellerai les
expériences de Spallanzani sur la fécondation. Une seule
goutte d'une solution de 15 centigr. de sperme dans 500
gram. d'eau suffit pour opérer la fécondation d'un certain
nombre d'œufs, et le développement des œufs n'est *ni plus
rapide ni plus complet*, quand la quantité de sperme employée est plus considérable.

L'action des virus vaccinal et syphilitique, celle des miasmes infectieux de la variole, de la rougeole et des autres maladies contagieuses ou épidémiques, est également indépendante, dans une certaine limite, de la quantité du virus ou du poison.

Je citerai encore les effets du magnétisme minéral et du Burquisme (1).

MM. Trousseau et Pidoux rapportent que l'application de plaques aimantées a produit des vertiges, des éblouissements, des tintements d'oreilles, des palpitations, une forte indigestion, des purgations violentes (Trait. thérap. tom. II. 75).

« Chez les hystériques hémianesthésiques (2) l'application
» d'une pièce de métal, fer, or ou zinc, suivant l'idiosyncrasie
» des malades, fait revenir la sensibilité dans le membre et
» même dans tout le coté insensible; en même temps la tem-
» pérature et la force musculaire augmentent. Tandis que la
» sensibilité revient là où est appliqué le métal, le point ho-
» mologue du coté opposé, parfaitement sain avant l'expé-
» rience, devient insensible à son tour et il s'y produit des
» modifications de circulation en sens inverse. De plus l'ap-
» plication des métaux produit des phénomènes généraux, du
» malaise, de l'engourdissement et de la somnolence.

Tous ces phénomènes ont été vérifiés par une commission prise dans la Société de biologie, et composée de MM. Charcot, Luys et Dumontpallier.

La commission a constaté encore que les malades dont l'état général était heureusement influencé par l'application extérieure d'un métal, obtenaient la même amélioration par l'administration à l'intérieur du même métal. C'est une preuve en faveur de la théorie du contact.

Tous ces effets ont été attribués aux courants électriques fournis par le métal, s'échauffant et s'humectant au contact

(1) Métallothérapie de M. Burq.
(2) Articl. de Lyon médical, rapport par Journal Societ. des sc. médic. de Bruxelles Janv. 79. p. 97.

des téguments, courants très faibles analogues aux courants dits physiologiques. Certaines expériences autorisent à croire, que les métaux et les courants faibles n'agissent pas localement, mais primitivement sur les centres nerveux, et que de là l'action rayonne à la périphérie.

Quelle que soit l'explication, il paraît certain que dans ce cas il y a modification de l'action vitale, sans qu'il y ait transformation ou perte sensible du métal. C'est une action moléculaire, une action de contact analogue à celle qui constitue le phénomène physique de l'adhésion entre les solides, action qui croît avec l'étendue de la surface de contact, mais qui est indépendante de l'épaisseur des plaques, c'est-à-dire, dans une certaine limite, du poids. De même la quantité d'électricité dégagée par une pile ou par une machine électrique dépend de leur surface.

On a constaté encore que la vue d'objets brillants, pouvait provoquer des convulsions hystériques. Certains rayons lumineux (matière lumineuse), ceux réfléchis par l'objet, peuvent donc exercer une action puissante sur l'économie; c'est le pendant de l'olfaction Hahnemannienne.

D'après M. Pasteur (1), des corpuscules germes de vibrions abondent à la surface de tous les objets dans l'atmosphère et dans les eaux, vivants de la vie latente des germes, prêts à se développer et à se multiplier dans un milieu favorable. L'illustre chimiste attribue la maladie charbonneuse, la suppuration et la septicémie, à l'action sur l'économie de bactéridies et de vibrions vivants.

Pour démontrer que la virulence réside uniquement dans la présence d'organismes microscopiques, de corpuscules-germes ou de vibrions formés, M. Pasteur a soumis à la méthode qu'il appelle des cultures successives en dehors de l'économie, la bactéridie charbonneuse. Par douze cultures successives, chacune d'un volume de 10 centimètres cubes

(1) Journal de Soc. des sc. médic. de Bruxelles Janv. 79 p. 53.

seulement, chaque culture ayant pour semence une gouttelette de la culture précédente, la goutte originelle est diluée autant que, si elle l'avait été dans un volume liquide égal au volume total de la terre.

Il a constaté que le produit de la dernière culture était capable de se multiplier et d'agir dans le corps des animaux, en leur donnant le charbon avec tous les symptômes de cette affection.

Ce procédé de culture est semblable aux procédés de dynamisation employés par Hahnemann.

On objectera que dans les dilutions de M. Pasteur il y a multiplication par scissiparité, mais, sans vouloir en conclure en faveur de la dynamisation, je ferai remarquer que la reproduction par génération n'est pas une création mais une communication d'être, de mouvement, de vie.

Et puis toutes ces productions microscopiques, que l'on décrit sous les noms de bactéries, de vibrions, de bactéridies, de spirilles sont-elles bien réellement toutes des animaux?

Le paramecium coli, que l'on trouve dans les selles cholériques et typhiques présente une bouche, un anus et un conduit intermédiaire ; d'autres microzoaires présentent des vésicules pulsatiles, une bouche où un anus ; d'autres ont tout ou partie du corps garni de cils vibratils, ils offrent au moins quelques signes d'une organisation végétale ou animale. Mais sur quels caractères s'appuyent les auteurs pour classer dans le règne animal, ces filaments homogènes vibrios ou bactéries, dépourvus de structure cellulaire, ou ces corpuscules amorphes infiniment petits (Bacterium putridinis de Davaine), dont quelques uns présentent des mouvements plus ou moins apparents, considérablement amplifiés par le microscope, et dont les autres paraissent immobiles (Genre : Bacteridium de Davaine, comprenant la bactéridie charbonneuse)?

Les textures filamenteuses, fibreuses, bacillaires, oolithiques et granuleuses appartiennent aussi bien au règne minéral qu'à la matière organisée.

Les mouvements spontanés, observés chez quelques vibroniens, ne suffisent pas pour leur assigner la qualité d'animal, car les leucocytes, les cellules du pus, les granulations pigmentaires de l'épiderme, de la choroïde, des cellules vertes des végétaux, les cils vibratils etc. sont également automobiles; cependant on ne peut pas dire que ce soient des animaux.

Le camphre projeté en menus fragments à la surface de de l'eau y exécute des mouvements giratoires; et des mouvements analogues s'observent dans toutes les molécules suspendues dans des liquides au repos, par suite d'une évaporation inégale.

La multiplication par scission, division ou désagrégation, n'est pas d'avantage un caractère suffisant d'animalité, car il faudrait s'assurer que les parties détachées croîssent et se développent par intussusception, élaboration intérieure et assimilation et non par simple imbibition, absorption et juxta position.

Plusieurs de ces productions me paraissent placées, tout au moins sur la limjte indécise qui sépare les êtres vivants, des êtres soumis uniquement aux lois physiques et chimiques.

Au reste voici ce que dit M. Jaccoud de toutes les maladies infectieuses *sans exception* :

La doctrine de l'infection parasitaire n'est pas établie. Les recherches ont démontré la présence d'organismes inférieurs (animaux ou végétaux) dans plusieurs états morbides, dans les fièvres éruptives, le typhus, certaines maladies du poumon et du cœur, mais rien ne prouve que ces formations organiques ne sont pas des effets de l'empoisonnement, au lieu d'être le poison lui-même. Certaines expériences, notamment celles de Panum, paraissent établir que ce sont les liquides morbides où elles sont plongées, et non les bactéries mêmes qui communiquent le processus (Path. int. tom. II. 699).

C'est, je pense, également l'avis de M. Colin (1).

Si cette opinion se vérifiait pour la bactéridie du charbon,

(1) Compte-rendu de l'acad. méd. Paris séance 13 août ds Journ. Soc. sc. médic. Bruxelles. août 1879,

les cultures de M. Pasteur seraient une confirmation de la dynamisation de Hahnemann.

Quòiqu'il en soit, les observations de M. Pasteur établissent d'une manière générale et certaine, que des effets puissants et mortels de contagion et de maladie sont dûs uniquement à l'action de causes infiniment petites. Un boulet de canon peut emporter les deux cuisses sans tuer, un atome-germe introduit sous la peau amène la désorganisation et la mort.

L'action de l'arsenic a été étudiée dernièrement avec soin par Gies (1), qui l'a administré à des lapins, des poulets et des cochons pendant des mois en augmentant graduellement les doses d'acide arsénieux ; les quantités journalières étaient pour les lapins de 0,005 à 0,007 ; pour les poulets de 0,007 à 0,008 et pour les cochons de 0,005 à 0,05.

Tous ces animaux devinrent plus lourds et plus gras, et les os présentaient chez eux un accroissement considérable à la fois épiphysaire et périostal. Toutes les parties des os qui présentent normalement l'aspect spongieux étaient devenues compactes.

Les os du carpe et du métacarpe par exemple, étaient absolument pleins, et sous les cartilages des epiphyses se trouvait une couche compacte de consistance osseuse, ce que l'on observe aussi chez les animaux traités par le phosphore. Les corpuscules osseux de cette couche étaient plus petits et moins nombreux ; les canaux de Havers étaient également plus petits et moins nombreux que d'ordinaire. On observe ces changements après un entraînement de dix-neuf jours seulement.

Ce qni est étrange, c'est que l'on observa *la même chose* chez d'autres animaux tenus dans la même écurie, et à qui on *n'administra pas l'arsenic.* Gies attribue ce résultat à

(1) Voir Journal de Soc. des sc. médic. de Bruxelles. Avril 79.

l'excrétion de l'arsenic par la peau et les poumons des animaux sujets de l'expérimentation, arsenic qui aurait été absorbé ensuite par les autres (Il s'agit de doses variant de 5 miligr. à 5 centigr. au plus).

Des changements semblables furent observés dans les os d'autres animaux qui étaient tenus dans un cage, sous le plancher perforé de laquelle on avait répandu un peu d'arsenic en poudre.

Il me semble que voilà *démontré expérimentalement*, non plus la possibilité, mais la réalité d'action de doses infinitésimales.

Le lait mercuriel que Daumond obtient en faisant des frictions mercurielles à des ânesses, à des vaches, à des chèvres; les remèdes que l'on fait prendre à la nourrice pour agir sur le nourrisson, sont de véritables médicaments dynamisés par le procédé vital.

Abstraction faite de toute opinion et de toute application systématiques, il me semble que l'emploi des doses massives est surtout une conséquence des idées physiques, chimiques et d'anatomie cadavérique qui ont toujours plus ou moins dirigé la thérapeutique. Quand on veut, à l'aide des médicaments, produire directement dans le sang ou les liquides des sécrétions, des modifications physiques ou chimiques, il faut évidemment donner des doses en rapport avec la quantité de liquide à modifier et le degré du changement à obtenir.

Quand l'altération anatomique d'un organe est la base de l'indication thérapeutique, il faut administrer des médicaments qui produisent directement des modifications organo-chimiques et physiques destructives des premières; la dose doit dans tous les cas être assez forte pour effectuer immédiatement dans les organes des changements matériels appréciables.

Au contraire, quand la thérapeutique s'inspire à la notion de l'activité biologique propre des divers éléments dont le corps vivant est formé, quand elle cherche à combattre une altération du sang, en ramenant à l'état normal l'action, la fonction hématosique, la vie des vaisseaux et des globules sanguins; quand elle cherche à provoquer, par le contact de substances autres que les excitants normaux, une réaction dans les éléments cellulaires des tissus dans le but de modifier leur action nutritive ou sécrétoire, alors les petites doses me paraissent d'un emploi plus rationnel. L'observation physiologique montre en effet, que tous les actes intimes cellulaires, nutritifs et sécrétoires sonts lents, graduels, insensibles et invisibles; les échanges et les transformations portent sur des quantités très petites,

Les médicaments administrés à petite dose, mais agissant par une grande surface sur un grand nombre de cellules vivantes, provoqueront dans les tissus une réaction anormale, modificatrice, qui conservera ce caractère des actes vitaux réguliers d'être lente, insensible et invisible.

Une dernière remarque : Dans le système homœopathique les remèdes agissent directement sur les parties malades et dans le sens même de la maladie. Les organes déjà sollicités à une action morbide par la cause de la maladie, se montrent d'autant plus sensibles à l'impression du médicament, que celui-ci tend à exciter en eux une action analogue à celle qui existe.

CONCLUSION.

I. Je repousse tout système en médecine, aussi bien l'homœopathie que l'allopathie ou tout autre système; les sciences médicales ne fournissent pas les éléments d'une synthèse complète et absolue.

Je combats le vitalisme ontologique, qui délaissant l'observation et l'analyse des faits, tend à faire de la physiologie une branche de la métaphysique.

Je n'admets pas, en physique, une distinction entre la matière et la force. La force, c'est-à-dire le mouvement, est une propriété inhérente à la matière.

En physiologie, je n'admets pas qu'il existe une force ou un principe immatériel distinct des organes, principe ou force qui serait la cause des phénomènes de la vie. La vie n'est qu'une manifestation d'un état spécial de la matière, elle est une propriété inhérente aux tissus, comme l'attraction est inhérente à la pierre. La doctrine que je défends, est la doctrine matérialiste, qu'on appelle aussi, en physiologie, *le Vitalisme organique*. Elle a été soutenue par Haller, Hunter, Bordeu, Glisson, Cullen, Bichat, Magendie, Broussais, MM. Béclard, du Boys-Reymond, Helmholtz, J. Mayer, J. Tyndall etc.

La réfutation du *Vitalisme spiritualiste* fait l'objet de la 1re partie de mon travail.

II. Dans la 2e partie de cette étude, j'examine surtout les principes de l'homœopathie, abstraction faite du langage et des idées ontologiques ou spiritualistes de Hahnemann. A ce point de vue, le plus grand reproche que j'adresse au réformateur allemand, c'est d'avoir trop généralisé.

Les principes que je discute sont vrais ou soutenables, avec cette restriction qu'ils ne sont pas généraux, absolus, comme le prétend Hahnemann. Voici ces principes :

1o *Similia similibus curantur*.

2o *Atténuation des doses. — Doses infinitésimales. — Dynamisation*.

3o *Individualisation absolue des maladies*.

4o *L'Etiologie, admise comme base de la classification des maladies*.

5o *Origine miasmatique ou infectieuse de beaucoup de maladies*.

1o *Similia similibus curantur*.

Cette formule est vraie, d'après moi, dans un grand nombre de cas, et je le prouve; mais je n'admets pas qu'elle s'applique à tous les médicaments et à toutes les maladies. C'est là une exagération de Hahnemann, et j'en fournis encore la preuve.

2° Atténuation des doses. — Doses infinitésimales.
Dynamisation.

C'est de toutes les innovations de Hahnemann, celle qui a rencontré la plus violente opposition et qui a surtout scandalisé les routiniers de la pratique.

Pour bien comprendre cette question, il faut rappeler que :

1° Dans certains cas, les remèdes agissent physiquement, par exemple : le mercure coulant administré dans les étranglements internes, le charbon végétal administré dans la tympanite intestinale. Dans ce cas le charbon agit par la propriété physique qu'il possède, d'absorber ou d'emmagasiner une grande quantité de gaz.

2° Dans certains cas, les médicaments agissent chimiquement, par exemple : les alcalis à haute dose dans le pyrosis, les eupeptiques dans certaines perturbations digestives.

3° Très souvent, les remèdes agissent *vitalement*, c'est-à-dire qu'ils agissent en modifiant *directement* une fonction vitale. Par exemple : la digitale modifie la vie du cœur, le mercure modifie la sécrétion des glandes salivaires, le jaborandi excite la sécrétion des glandes sudorifères.

D'après Hahnemann, et aussi d'après MM. Trousseau et Pidoux, la plupart des remèdes agissent vitalement. Ces auteurs assimilent les médicaments aux causes des maladies naturelles, et Hahnemann pense que, de même que les causes de beaucoup de maladies naturelles agissent en quantité infiniment petite, de même, si l'on veut obtenir l'action vitale d'un remède, il n'est pas nécessaire et il est souvent nuisible d'administrer ce remède à haute dose. Cette idée domine la thérapeutique de Hahnemann, et elle sert de base à sa posologie.

J'admets le principe de l'atténuation des doses, formulé d'une manière générale; c'est pourquoi je dis dans mon

Introduction : Quelle que soit la solution qui intervienne, relativement à l'action des préparations homœopathiques, on ne saurait contester à Hahnemann. le mérite d'avoir indiqué, par sa posologie, la voie qui doit ramener la thérapeutique au respect de ce principe, si éminemment scientifique et rationnel, de chercher à agir vitalement sur un organe vivant.

Cela ne veut pas dire que j'admette qu'il faille pousser l'atténuation des doses jusqu'au degré indiqué par Hahnemann. ni que j'admette la réalité d'action des doses homœopathiques. Je ne résous pas ces deux dernières questions.

Il y a, en effet, à examiner, à propos de l'application dans l'homœopathie, du principe général d'atténuer les doses, une autre question : celle de la dynamisation. Hahnemann prétend que par certains procédés, par les triturations, les solutions et les succusions, on augmente l'énergie d'action des médicaments.

Cela est-il vrai? Ici je m'abstiens; car Hahnemann cite des faits nombreux, à l'appui de sa théorie de la dynamisation; or des faits ne peuvent être infirmés que par d'autres faits contraires, et MM. Trousseau et Pidoux conviennent loyalement que les expériences, qui ont été instituées par des savants désintéressés, ne sont pas concluantes pour résoudre la question.

Mais cela est-il possible? ou bien cette théorie de Hahnemann est-elle absurde? Je réponds catégoriquement, que la théorie de Hahnemann n'est pas absurde et qu'elle n'est contraire à aucune théorie physique ou physiologique. Je donne les raisons de mon opinion et je cite des faits à l'appui: 1º Dans mon Introduction 2º Dans la 1re partie de ce travail, à la fin du Chapitre I (Matière et Force) 3º Dans la 2e partie Chapit. VII (Dynamisation des médicaments).

En résumé : A propos de la posologie homœopathique, je soutiens :

1º Que le principe général d'administer les médicaments à petites doses, est très rationnel et en rapport avec la notion d'une action vitale des médicaments.

2º Que l'action des extrêmement petites doses, telles que

les donne Hahnemann, est possible, et que jusqu'ici l'on n'a pas démontré qu'elle n'est pas réelle.

3º Si l'on arrive à prouver que cette action est illusoire, Hahnemann aurait encore rendu service à la science.

En effet, beaucoup d'adversaires de l'homœopathie soutiennent que celle-ci n'est qu'une expectation déguisée, mais ils ne nient pas les succès obtenus par les homœopathes. M. le docteur Boëns en particulier, convient que l'homœopathie ramasse des milliers d'individus rendus à demi-morts, par les pratiques de ce qu'il appelle l'allopathie, et qu'elle les guérit, au nez des allopathes, rien qu'en supprimant les remèdes intempestifs et en les remplaçant par des médicaments illusoires, doublés d'un sage régime diététique.

Hahnemann aurait donc démontré le danger grave des remèdes à fortes doses dans beaucoup de maladies, et la supériorité d'un simple régime diététique. Il aurait ainsi rendu un grand service aux malades et aux médecins.

3º *Individualisation absolue des maladies.*

Broussais recherchait surtout la nature de la maladie, et faisait de cette nature la base de la thérapeutique. Dans son système, l'inflammation est traitée invariablement par des moyens dits antiphlogistiques. De là sont sorties les méthodes jugulantes et abortives de M. Bouillaud. L'énergie des moyens employés varie suivant l'indication individuelle, c'est-à-dire suivant le degré, l'intensité de l'inflammation dans un cas particulier, suivant l'âge et la constitution de l'individu etc. ; mais l'indication individuelle ne vient qu'en second lieu, dans le système de Broussais.

Pour Hahnemann, au contraire, l'indication individuelle est primordiale, elle passe avant celle tirée de la nature de la maladie, excepté dans les maladies dépendant d'un même miasme, c'est-à-dire dans les maladies spécifiques, comme la syphilis et les maladies épidémiques ; et même dans cette classe de maladies, l'indication individuelle reste encore très importante.

J'admets entièrement ce principe de l'individualisation des maladies, formulé par Hahnemann.

Dans son Traité de pathologie interne, M. Jaccoud abandonne les idées de Broussais sur le traitement des inflammations, et il se rallie à l'opinion de Hahnemann. Voir 2ᵉ partie de mon travail, Chapit. II, ce que dit M. Jaccoud à propos du traitement des inflammations, et en particulier de la pneumonie.

4° L'Etiologie, base de la classification des maladies, dans l'homœopathie.

Hahnemann prend l'Etiologie pour base de la classification nosographique. Cette base est évidemment insuffisante pour l'enseignement de la médecine; mais au point de vue pratique, elle est très rationnelle (J'ai dit, dans l'Introduction, que l'homœopathie a été conçue surtout au point de vue de la thérapeutique.)

5° Nature miasmatique de beaucoup de maladies.

La théorie de l'origine miasmatique ou infectieuse de beaucoup de maladies, tend à se vérifier par les découvertes de M. Pasteur.

En résumé.

Je combats surtout dans l'homœopathie :

1° Le vitalisme spiritualiste, base du système, et les erreurs qui en découlent.

2° La trop grande généralisation des principes de la doctrine ; cette généralisation est une nécessité de système.

Il me semble que l'œuvre de Hahnemann n'a pas été bien comprise.

Les homœopathes qui veulent encore défendre l'homœopathie comme système complet de médecine, nuisent à leur
maître, parce qu'ils sont obligés de soutenir des erreurs et des
exagérations, dont il est facile de démontrer l'inanité et même
le ridicule.

Mais ceux qui veulent traiter Hahnemann comme un vul-
gaire charlatan, se montrent bien injustes et ils prouvent, ou
qu'ils n'ont pas étudié l'homœopathie, ou qu'ils n'en ont
pas compris les principes.

www.ingramcontent.com/pod-product-compliance
Lightning Source LLC
Chambersburg PA
CBHW060531210326
41519CB00014B/3195